中医入门必背歌诀

孙凤平　李建设　主编

河南科学技术出版社
·郑州·

图书在版编目(CIP)数据

中医入门必背歌诀/孙凤平,李建设主编. —郑州:河南科学技术出版社,2019.8(2024.11重印)
ISBN 978-7-5349-9460-9

Ⅰ.①中… Ⅱ.①孙… ②李… Ⅲ.①中医学-基本知识 Ⅳ.①R2

中国版本图书馆 CIP 数据核字(2019)第 052367 号

出版发行:河南科学技术出版社
地址:郑州市郑东新区祥盛街 27 号　邮编:450016
电话:(0371)65788613　65788629
网址:www. hnstp. cn
策划编辑:邓　为
责任编辑:邓　为　申旭辉
责任校对:崔春娟
整体设计:中文天地
责任印制:朱　飞
印　　刷:河南省环发印务有限公司
经　　销:全国新华书店
开　　本:787mm×1092mm　1/32　印张:5　字数:150 千字
版　　次:2019 年 8 月第 1 版　2024 年11月第12次印刷
定　　价:12.00 元

目录

CONTENTS

医学三字经

医学源流第一

医之始，本岐黄，灵枢作，素问详，难经出，更洋洋，越汉季，有南阳，六经辨，圣道彰，伤寒著，金匮藏，垂方法，立津梁，李唐后，有千金，外台继，重医林，后作者，渐浸淫，红紫色，郑卫音，迨东垣，重脾胃，温燥行，升清气，虽未醇，亦足贵，若河间，专主火，遵之经，断自我，一二方，奇而妥，丹溪出，罕与俦，阴宜补，阳勿浮，杂病法，四字求，若子和，主攻破，中病良，勿太过，四大家，声名噪，必读书，错名号，明以后，须酌量，详而备，王肯堂，薛氏按，说骑墙，士材说，守其常，景岳出，著新方，石顽续，温补乡，献可论，合二张，诊脉法，濒湖昂，数子者，各一长，揆诸古，亦荒唐，长沙室，尚彷徨，惟韵伯，能宪章，徐尤著，本喻昌，大作者，推钱塘，取法上，得慈航。

中风第二

人百病，首中风，骤然得，八方通，闭与脱，大不同，开邪闭，续命雄，固气脱，参附功，顾其名，思其义，若舍风，非其治，火气痰，三子备，不为中，名为类，合而言，小家伎，喑㖞斜，昏仆地，急救先，柔润次，填窍方，宗金匮。

虚痨第三

虚痨病，从何起，七情伤，上损是，归脾汤，二阳旨，下损由，房帏迩，伤元阳，亏肾水，肾水亏，六味拟，元阳伤，八味使，各医书，伎止此，甘药调，回生理，建中汤，金匮轨，薯蓣丸，风气弭，䗪虫丸，干血已，二神方，能起死。

咳嗽第四

气上呛，咳嗽生，肺最重，胃非轻，肺如钟，撞则鸣，风寒入，外撞鸣，痨损积，内撞鸣，谁治外，六安行，谁治内，虚痨程，挟水气，小龙平，兼郁火，小柴清，姜细味，一齐烹，长沙法，细而精。

疟疾第五

疟为病，属少阳，寒与热，若回翔，日一发，亦无伤，三日作，势猖狂，治之法，小柴方，热偏盛，加清凉，寒偏重，加桂姜，邪气盛，去参良，常山入，力倍强，大虚者，独参汤，单寒牝，理中匡，单热瘅，白虎详，法外法，辨微茫，消阴翳，制阳光，太仆注，慎勿忘。

痢症第六

湿热伤，赤白痢，热胜湿，赤痢渍，湿胜热，白痢坠，调行箴，须切记，芍药汤，热盛饵，平胃加，寒湿试，热不休，死不治，痢门方，皆所忌，桂葛投，鼓邪出，外疏通，内畅遂，嘉言书，独得秘，寓意存，补金匮。

心腹痛胸痹第七

心胃疼，有九种，辨虚实，明轻重，痛不通，气血壅，通不痛，调和奉，一虫痛，乌梅圆，二注痛，苏合研，三气痛，香苏专，四血痛，失笑先，五悸痛，妙香诠，六食痛，平胃煎，七饮痛，二陈咽，八冷痛，理中全，九热痛，金铃痊，腹中痛，照诸篇，金匮法，可回天，诸方论，要拳拳，又胸痹，非偶然，薤白酒，妙转旋，虚寒者，建中填。

隔食反胃第八

隔食病，津液干，胃脘闭，谷食难，时贤法，左归餐，胃阴展，贲门宽，启膈饮，理一般，推至理，冲脉干，大半夏，加蜜安，金匮秘，仔细看，若反胃，实可叹，朝暮吐，分别看，乏火化，属虚寒，吴萸饮，独附丸，六君类，俱神丹。

气喘第九

喘促症，治分门，卤莽辈，只贞元，阴霾盛，龙雷奔，实喘者，痰饮援，葶苈饮，十枣汤，青龙辈，撤其藩，虚喘者，补而温，桂苓类，肾气论，平冲逆，泄奔豚，真武剂，治其源，金水母，主诸坤，六君子，妙难言，他标剂，忘本根。

血症第十

血之道，化中焦，本冲任，中溉浇，温肌腠，外逍遥，六淫逼，经道摇，宜表散，麻芍条，七情病，溢如潮，引导法，草姜调，温摄法，理中超，凉泻法，令瘀消，赤豆散，下血标，若黄土，实翘翘，一切血，此方饶。

水肿第十一

水肿病，有阴阳，便清利，阴水殃，便短缩，阳水伤，五皮饮，元化方，阳水盛，加通防，阴水盛，加桂姜，知实肿，萝枳商，知虚肿，参术良，兼喘促，真武汤，从俗好，别低昂，五水辨，金匮详，补天手，十二方，肩斯道，勿炎凉。

胀满蛊胀第十二

胀为病，辨实虚，气骤滞，七气疏，满拒按，七物祛，胀闭痛，三物锄，若虚胀，且踌躇，中央健，四旁如，参竺典，大地舆，单腹胀，实难除，山风卦，指南车，易中旨，费居诸。

暑症第十三

伤暑病，动静商，动而得，热为殃，六一散，白虎汤，静而得，起贪凉，恶寒象，热逾常，心烦辨，切莫忘，香薷饮，有专长，大顺散，从症方，生脉散，久服康，东垣法，防气伤，杂说起，道弗彰，若精蕴，祖仲师，太阳病，旨在兹，经脉辨，标本歧，临证辨，法外思，方两出，大神奇。

泄泻第十四

湿气胜，五泻成，胃苓散，厥功宏，湿而热，连芩程，湿而冷，萸附行，湿挟积，曲楂迎，虚兼湿，参附苓，脾肾泻，近天明，四神服，勿纷更，恒法外，内经精，肠脏说，得其情，泻心类，特丁宁。

眩晕第十五

眩晕症，皆属肝，肝风木，相火干，风火动，两动抟，头旋转，眼纷繁，虚痰火，各分观，究其旨，总一般，痰火亢，大黄安，上虚甚，鹿茸餐，欲下取，求其端，左归饮，正元丹。

呕哕吐第十六

呕吐哕，皆属胃，二陈加，时医贵，玉函经，难仿佛，小柴胡，少阳谓，吴茱萸，平酸味，食已吐，胃热沸，黄草汤，下其气，食不入，火堪畏，黄连汤，为经纬，若呃逆，代赭汇。

癫狂痫第十七

重阳狂，重阴癫，静阴象，动阳宣，狂多实，痰宜蠲，癫虚发，石补天，忽搐搦，痫病然，五畜状，吐痰涎，有生病，历岁年，火气亢，芦荟平，痰积痼，丹矾穿，三证本，厥阴愆，体用变，标本迁，伏所主，所因先，收散互，逆从连，和中气，妙转旋，悟到此，治立痊。

五淋癃闭赤白浊遗精第十八

五淋病，皆热结，膏石劳，气与血，五淋汤，是秘诀，败精淋，加味啜，外冷淋，肾气咽，点滴无，名癃闭，气道调，江河决，上窍通，下窍泄，外窍开，水源凿，分利多，医便错，浊又殊，窍道别，前饮投，精愈涸，肾套谈，理脾恪，分清饮，佐黄柏，心肾方，随补缀，若遗精，另有说，有梦遗，龙胆折，无梦遗，十全设，坎离交，亦不切。

疝气第十九

疝任病，归厥阴，寒筋水，气血寻，狐出入，癞顽麻，专治气，景岳箴，五苓散，加减斟，茴香料，著医林，痛不已，须洗淋。

痰饮第二十

痰饮源，水气作，燥湿分，治痰略，四饮名，宜斟酌，参五脏，细量度，补和攻，视强弱，十六方，各凿凿，温药和，博返约，阴霾除，阳光灼，滋润流，时医错，真武汤，水归壑，白散方，窥秘钥。

消渴第二十一

消渴症，津液干，七味饮，一服安，金匮法，别三般，二阳病，治多端，少阴病，肾气寒，厥阴病，乌梅丸，变通妙，燥热餐。

伤寒瘟疫第二十二

伤寒病，极变迁，六经法，有真传，头项病，太阳编，胃家实，阳明编，眩苦呕，少阳编，吐利痛，太阴编，但欲寐，少阴编，吐蛔渴，厥阴编，长沙论，叹高坚，存津液，是真诠，汗吐下，温清悬，补贵当，方而圆，规矩废，甚于今，二陈尚，九味寻，香苏外，平胃临，汗源涸，耗真阴，邪传变，病日深，目击者，实痛心，医医法，脑后针，若瘟疫，治相侔，通圣散，两解求，六法备，汗为尤，达原饮，昧其由，司命者，勿逐流。

妇人经产杂病第二十三

妇人病，四物良，月信准，体自康，渐早至，药宜凉，渐迟至，重桂姜，错杂至，气血伤，归脾法，主二阳，兼郁结，逍遥长，种子者，即此详，经闭塞，禁地黄，孕三月，六君尝，安胎法，寒热商，难产者，保生方，开交骨，归芎乡，血大下，补血汤，脚小指，艾火炀，胎衣阻，失笑匡，产后病，生化将，合诸说，俱平常，资顾问，亦勿忘，精而密，长沙室，妊娠篇，丸散七，桂枝汤，列第一，附半姜，功超轶，内十方，皆法律，产后篇，有神术，小柴胡，首特笔，竹叶汤，风痉疾，阳旦汤，功与匹，腹痛条，须详悉，羊肉汤，疙痛谧，痛满烦，求枳实，着脐痛，下瘀吉，痛而烦，里热窒，攻凉施，毋固必，杂病门，还熟读，二十方，效俱速，随证详，难悉录，唯温经，带下服，甘麦汤，脏躁服，药到咽，效可卜，道中人，须造福。

小儿第二十四

小儿病，多伤寒，稚阳体，邪易干，凡发热，太阳观，热未已，变多端，太阳外，仔细看，遵法治，危而安，若吐泻，求太阴，吐泻甚，变风淫，慢脾说，即此寻，阴阳证，二太擒，千古秘，理蕴深，即痘疹，此传心，惟同志，度金针。

濒湖脉学

序

李时珍曰：宋有俗子，杜撰《脉诀》，鄙陋纰缪，医学习诵，以为权舆，逮臻颁白，脉理竟昧。戴同父常刊其误，先考月池翁，著《四诊发明》八卷，皆精诣奥室，浅学未能窥造。珍，因撮粹撷华，僭撰此书，以便习读，为脉指南。世之医病两家，咸以脉为首务，不知脉乃四诊之末，谓之巧者尔，上士欲会其全，非备四诊不可。

明嘉靖甲子上元日谨书于濒湖迈所

浮　脉

浮脉，举之有余，按之不足（《脉经》）。如微风吹鸟背上毛，厌厌聂聂（轻泛貌），如循榆荚（《素问》），如水漂木（崔氏），如捻葱叶（黎氏）。（浮脉法天，有轻清在上之象，在卦为乾，在时为秋，在人为肺，又谓之毛。太过则中坚旁虚，如循鸡羽，病在外也。不及则气来毛微，病在中也。《脉诀》言，寻之如太过，乃浮兼洪紧之象，非浮脉也。)

体状诗

浮脉惟从肉上行,如循榆荚似毛轻。
三秋得令知无恙,久病逢之却可惊。

相类诗

浮如木在水中浮,浮大中空乃是芤。拍拍而浮是洪脉,来时虽盛去悠悠。浮脉轻平似捻葱,虚来迟大豁然空。浮而柔细方为濡,散似杨花无定踪。

主病诗

浮脉为阳表病居,迟风数热紧寒拘。浮而有力多风热,无力而浮是血虚。寸浮头痛眩生风,或有风痰聚在胸。关上土衰兼木旺,尺中溲便不流通。

沉　脉

沉脉,重手按至筋骨乃得(《脉经》)。如绵裹砂,内刚外柔(杨氏)。如石投水,必极其底。(沉脉法地,有渊泉在下之象,在卦为坎,在时为冬,在人为肾。又谓之石,亦曰营。太过则如弹石,按之益坚,病在外也。不及则气来虚微,去如数者,病在中也。《脉诀》言缓度三关,状如烂绵者,非也。沉有缓数及各部之沉,烂绵乃弱脉,非沉也。)

体状诗

水行润下脉来沉，筋骨之间软滑匀。
女子寸兮男子尺，四时如此号为平。

相类诗

沉帮筋骨自调匀，伏则推筋着骨寻。
沉细如绵真弱脉，弦长实大是牢形。

主病诗

沉潜水蓄阴经病，数热迟寒滑有痰。
无力而沉虚与气，沉而有力积并寒。
寸沉痰郁水停胸，关主中寒痛不通。
尺部浊遗并泄痢，肾虚腰及下元痌。

迟 脉

迟脉，一息三至，去来极慢(《脉经》)。

(迟为阳不胜阴，故脉来不及。《脉诀》言，重手乃得，是有沉无浮。一息三至，甚为易见。而曰隐隐、曰状且难，是涩脉矣，其谬可知。)

体状诗

迟来一息至惟三，阳不胜阴气血寒。
但把浮沉分表里，消阴须益火之原。

相类诗

脉来三至号为迟，小驶于迟作缓持。
迟细而难知是涩，浮而迟大以虚推。

主病诗

迟司脏病或多痰，沉痼症瘕仔细看。
有力而迟为冷痛，迟而无力定虚寒。
寸迟必是上焦寒，关主中寒痛不堪。
尺是肾虚腰脚重，溲便不禁疝牵丸。

数　脉

数脉，一息六至(《脉经》)。脉流而薄疾(《素问》)。(数为阴不胜阳，故脉来太过焉。浮、沉、迟、数，脉之纲领。《素问》《脉经》皆为正脉。《脉诀》立七表、八里，而遗数脉，止谓于心脏，其妄甚矣。)

体状诗

数脉息间常六至，阴微阳盛必狂烦。
浮沉表里分虚实，惟有儿童作吉看。

相类诗

数比平人多一至，紧来如数似弹绳。
数而时止名为促，数见关中动脉形。

主病诗

数脉为阳热可知，只将君相火来医。
实宜凉泻虚温补，肺病秋深却畏之。
寸数咽喉口舌疮，吐红咳嗽肺生疡。
当关胃火并肝火，尺属滋阴降火汤。

滑　脉

滑脉，往来前却，流利展转，替替然如珠之应指（《脉经》）。漉漉如欲脱。（滑为阴气有余，故脉来流利展转。脉者，血之府也。血盛则脉滑，故肾脉宜之；气盛则脉涩，故肺脉宜之。《脉诀》云：按之即伏，三关如珠，不进不退。是不分浮滑、沉滑、尺寸之滑也，今正之。）

体状相类诗

滑脉如珠替替然，往来流利却还前。
莫将滑数为同类，数脉惟看至数间。

主病诗

滑脉为阳元气衰，痰生百病食生灾。
上为吐逆下蓄血，女脉调时定有胎。
寸滑膈痰生呕吐，吞酸舌强或咳嗽。
当关宿食肝脾热，渴痢癫淋看尺部。

涩 脉

涩脉，细而迟，往来难，短且散，或一止复来（《脉经》）。参伍不调（《素问》）。如轻刀刮竹（《脉诀》）。如雨沾沙（《通真子》）。如病蚕食叶。（涩为阳气有余，气盛则血少，故脉来蹇滞，而肺宜之。《脉诀》言：指下寻之似有，举之全无。与《脉经》所云，绝不相干。）

体状诗

细迟短涩往来难，散止依稀应指间。
如雨沾沙容易散，病蚕食叶慢而艰。

相类诗

参伍不调名曰涩，轻刀刮竹短而难。
微似秒芒微软甚，浮沉不别有无间。

主病诗

涩缘血少或伤精，反胃亡阳汗雨淋。
寒湿入营为血痹，女人非孕即无经。
寸涩心虚痛对胸，胃虚胁胀察关中。
尺为精血俱伤候，肠结溲淋或下红。

虚　脉

虚脉，迟大而软，按之无力，隐指豁豁然空（《脉经》）。（崔紫虚云：形大力薄，其虚可知。《脉诀》言：寻之不足，举之有余。上言浮脉，不见虚状。杨仁斋言：状似柳絮，散漫而迟。滑氏言：散大而软，皆是散脉，非虚也。）

体状相类诗

举之迟大按之松，脉状无涯类谷空。
莫把芤虚为一例，芤来浮大似慈葱。

主病诗

脉虚身热为伤暑，自汗怔忡惊悸多。
发热阴虚须早治，养营益气莫蹉跎。
血不荣心寸口虚，关中腹胀食难舒。
骨蒸痿痹伤精血，却在神门两部居。

实　脉

实脉，浮沉皆得，脉大而长微弦，应指愊愊然（《脉经》）。（愊愊，坚实貌。《脉诀》言：如绳应指来，乃紧脉，非实脉也。）

体状诗

浮沉皆得大而长，应指无虚愊愊强。
热蕴三焦成壮火，通肠发汗始安康。

相类诗

实脉浮沉有力强，紧如弹索转无常。
须知牢脉帮筋骨，实大微弦更带长。

主病诗

实脉为阳火郁成，发狂谵语吐频频。
或为阳毒或伤食，大便不通或气疼。
寸实应知面热风，咽疼舌强气填胸。
当关脾热中宫满，尺实腰肠痛不通。

长　脉

长脉，不小不大，迢迢自若（朱氏）。如循长竿末梢，为平；如引绳，如循长竿，为病（《素问》）。（长有三部之长，一部之长，在时为春，在人为肝；心脉长，神强气壮；肾脉长，蒂固根深。《经》曰：长则气治，皆言平脉也。）

体状相类诗

过于本位脉名长，弦则非然但满张，
弦脉与长争较远，良工尺度自能量。

主病诗

长脉迢迢大小匀，反常为病似牵绳。
若非阳毒癫痫病，即是阳明热势深。

短　脉

短脉，不及本位(《脉诀》)。应指而回，不能满部(《脉经》)。(戴同父云：短脉只见尺寸，若关中见短，上不通寸，下不通尺，是阴阳绝脉，必死矣。故关不诊短。黎居士云：长短未有定体，诸脉举按之，附过于本位者为长，不及本位者为短。长脉属肝宜于春。短脉属肺宜于秋。但诊肝肺，长短自见。短脉两头无，中间有。不及本位，乃气不足从前导其血也。)

体状相类诗

两头缩缩名为短，涩短迟迟细且难。
短涩而浮秋喜见，三春为贼有邪干。

主病诗

短脉惟于尺寸寻，短而滑数酒伤神。
浮为血涩沉为痞，寸主头疼尺腹疼。

洪　脉

洪脉，指下极大(《脉经》)。来盛去衰(《素问》)。来大去长(《通真子》)。(洪脉在卦为离，在时为夏，在人为心。《素问》谓之大，亦曰钩。滑氏曰：来盛去衰，如钩之曲，上而复下。应血脉来去之象，象万物敷布下垂之状。詹炎举言如环珠者，非。《脉诀》云：季夏宜之，秋季、冬季，发汗通阳，俱非洪脉所宜，盖谬也。)

体状诗

脉来洪盛去还衰，满指滔滔应夏时。
若在春秋冬月分，升阳散火莫狐疑。

相类诗

洪脉来时拍拍然，去衰来盛似波澜。
欲知实脉参差处，举按弦长愊愊坚。

主病诗

脉洪阳盛血应虚，相火炎炎热病居。
胀满胃翻须早治，阴虚泄痢可踌躇。
寸洪心火上焦炎，肺脉洪时金不堪。
肝火胃虚关内察，肾虚阴火尺中看。

微　脉

微脉，极细而软，按之如欲绝，若有若无（《脉经》）。细而稍长（戴氏）。（《素问》谓之小。又曰：气血微则脉微。）

体状相类诗

微脉轻微潎潎乎，按之欲绝有如无。
微为阳弱细阴弱，细比于微略较粗。

主病诗

气血微兮脉亦微，恶寒发热汗淋漓。
男为劳极诸虚候，女作崩中带下医。
寸微气促或心惊，关脉微时胀满形。
尺部见之精血弱，恶寒消瘅痛呻吟。

紧　脉

紧脉，来往有力，左右弹人手（《素问》）。如转索无常（仲景），数如切绳（《脉经》），如纫箄线（丹溪）。（紧乃热，为寒束之脉，故急数如此，要有神气。《素问》谓之急。《脉诀》言：寥寥入尺来。崔氏言：如线，皆非紧状。或以浮紧为弦，沉紧为牢，亦近似耳。）

体状诗

举如转索切如绳，脉象因之得紧名。
总是寒邪来作寇，内为腹痛外身疼。

相类诗

见弦、实。

主病诗

紧为诸痛主于寒，喘咳风痫吐冷痰。
浮紧表寒须发越，紧沉温散自然安。
寸紧人迎气口分，当关心腹痛沉沉。
尺中有紧为阴冷，定是奔豚与疝疼。

缓　脉

缓脉，去来小駃于迟（《脉经》），一息四至（戴氏），如丝在经，不卷其轴，应指和缓，往来甚匀（张太素），如初春杨柳舞风之象（杨玄操），如微风轻飐柳梢（滑伯仁）。（缓脉在卦为坤，在时为四季，在人为脾。阳寸、阴尺，上下同等，浮大而软，无有偏胜者，平脉也。若非其时，即为有病。缓而和匀，不浮、不沉，不疾、不徐，不微、不弱者，即为胃气。故杜光庭云：欲知死期何以取？古贤推定五般土。阳土须知不遇阴，阴土遇阴当细数。详《玉函经》。）

体状诗

缓脉阿阿四至通，柳梢袅袅飐轻风。
欲从脉里求神气，只在从容和缓中。

相类诗

见迟脉。

主病诗

缓脉营衰卫有余，或风或湿或脾虚。
上为项强下痿痹，分别浮沉大小区。
寸缓风邪项背拘，关为风眩胃家虚。
神门濡泄或风秘，或者蹒跚足力迂。

芤　脉

芤脉，浮大而软，按之中央空，两边实（《脉经》）。中空外实，状如慈葱。（芤，慈葱也。《素问》无芤名。刘三点云：芤脉何似？绝类慈葱，指下成窟，有边无中。戴同父云：营行脉中，脉以血为形，芤脉中空，脱血之象也。《脉经》云：三部脉芤，长病得之生，卒病得之死。《脉诀》言：两头有，中间无，是脉断截矣。又言主淋沥、气入小肠。与失血之候相反，误世不小。）

体状诗

芤形浮大软如葱，边实须知内已空。
火犯阳经血上溢，热侵阴络下流红。

相类诗

中空旁实乃为芤，浮大而迟虚脉呼。
芤更带弦名曰革，芤为失血革血虚。

主病诗

寸芤积血在于胸，关内逢芤肠胃痈。
尺部见之多下血，赤淋红痢漏崩中。

弦　脉

弦脉，端直以长(《素问》)，如张弓弦(《脉经》)，按之不移，绰绰如按琴瑟弦(巢氏)，状若筝弦(《脉诀》)，从中直过，挺然指下(《刊误》)。(弦脉在卦为震，在时为春，在人为肝。轻虚以滑者平，实滑如循长竿者病，劲急如新张弓弦者死。池氏曰：弦紧而数劲为太过，弦紧而细为不及。戴同父曰：弦而软，其病轻；弦而硬，其病重。《脉诀》言：时时带数，又言脉紧状绳牵。皆非弦象，今削之。)

体状诗

弦脉迢迢端直长，肝经木旺土应伤。
怒气满胸常欲叫，翳蒙瞳子泪淋浪。

相类诗

弦来端直似丝弦，紧则如绳左右弹。
紧言其力弦言象，牢脉弦长沉伏间。

主病诗

弦应东方肝胆经，饮痰寒热疟缠身。
浮沉迟数须分别，大小单双有重轻。
寸弦头痛膈多痰，寒热症瘕察左关。
关右胃寒心腹痛，尺中阴疝脚拘挛。

革 脉

革脉，弦而芤（仲景），如按鼓皮（丹溪）。（仲景曰：弦则为寒，芤则为虚，虚寒相抟，此名曰革。男子亡血失精，妇人半产漏下。《脉经》曰：三部脉革，长病得之死，卒病得之生。时珍曰：此即芤弦二脉相合，故均主失血之候。诸家脉书，皆以为牢脉，故或有革无牢，有牢无革，混淆不辨。不知革浮牢沉，革虚牢实，形证皆异也。又按：《甲乙经》曰：浑浑革革，至如涌泉，病进而危；弊弊绰绰，其去如弦绝者死。谓脉来混浊革变，急如涌泉，出而不反也。王叔以为溢脉，与此不同。)

体状主病诗

革脉形如按鼓皮，芤弦相合脉寒虚。
女人半产并崩漏，男子营虚或梦遗。

相类诗

见芤、牢。

牢　　脉

牢脉，似沉似伏，实大而长，微弦(《脉经》)。(扁鹊曰:牢而长者，肝也。仲景曰:寒则牢坚，有牢固之象。沈氏曰:似沉似伏，牢之位也;实大弦长，牢之体也。《脉诀》不言形状，但云寻之则无，按之则有。云脉入皮肤辨息难，又以牢为死脉，皆孟浪谬误。)

体状相类诗

弦长实大脉牢坚，牢位常居沉伏间。
革脉芤弦自浮起，革虚牢实要详看。

主病诗

寒则牢坚里有余，腹心寒痛木乘脾。
疝癫症瘕何愁也，失血阴虚却忌之。

濡　脉

濡脉，极软而浮细，如帛在水中，轻手相得，按之无有（《脉经》），如水上浮沤。（帛浮水中，重手按之，随手而没之象。《脉诀》言：按之似有举还无，是微脉，非濡也。）

体状诗

濡形浮细按须轻，水面浮绵力不禁。
病后产中犹有药，平人若见是无根。

相类诗

浮而柔细知为濡，沉细而柔作弱持。
微则浮微如欲绝，细来沉细近于微。

主病诗

濡为亡血阴虚病，髓海丹田暗已亏。
汗雨夜来蒸入骨，血山崩倒湿侵脾。
寸濡阳微自汗多，关中其奈气虚何。
尺伤精血虚寒甚，温补真阴可起疴。

弱　脉

弱脉，极软而沉细，按之乃得，举手无有（《脉经》）。（弱乃濡之沉者。《脉诀》言：轻手乃得。黎氏譬如浮沤，皆是濡脉，非弱也。《素问》曰：脉弱以滑，是有胃气。脉弱以涩，是谓久病。病后老弱见之顺，平人少年见之逆。）

体状诗

弱来无力按之柔，柔细而沉不见浮。
阳陷入阴精血弱，白头犹可少年愁。

相类诗

见濡脉。

主病诗

弱脉阴虚阳气衰，恶寒发热骨筋痿。
多惊多汗精神减，益气调营急早医。
寸弱阳虚病可知，关为胃弱与脾衰。
欲求阳陷阴虚病，须把神门两部推。

散　脉

散脉，大而散。有表无里（《脉经》），涣散不收（崔氏），无统纪，无拘束，至数不齐，或来多去少，或去多来少。涣散不收，如杨花散漫之象（柳氏）。（戴同父曰：心脉浮大而散，肺脉短涩而散，平脉也。心脉软散，怔忡；肺脉软散，汗出；肝脉软散，溢饮；脾脉软散，胻肿，病脉也。肾脉软散，诸病脉代散，死脉也。《难经》曰：散脉独见则危。柳氏曰：散为气血俱虚，根本脱离之脉，产妇得之生，孕妇得之堕。)

体状诗

散似杨花散漫飞,去来无定至难齐。
产为生兆胎为堕,久病逢之急速医。

相类诗

散脉无拘散漫然,濡来浮细水中绵。
浮而迟大为虚脉,芤脉中空有两边。

主病诗

左寸怔忡右寸汗,溢饮左关应软散。
右关软散胻胕肿,散居两尺魂应断。

细　脉

细脉,小于微而常有,细直而软,若丝线之应指(《脉经》)。(《素问》谓之小。王启玄言如莠蓬,状其柔细也。《脉诀》言:往来极微,是微反大于细矣,与《经》相背。)

体状诗

细来累累细如丝,应指沉沉无绝期。
春夏少年俱不利,秋冬老弱却相宜。

相类诗

见微、濡。

主病诗

细脉萦萦血气衰，诸虚劳损七情乖。
若非湿气侵腰肾，即是伤精汗泄来。
寸细应知呕吐频，入关腹胀胃虚形。
尺逢定是丹田冷，泄痢遗精号脱阴。

伏　脉

伏脉，重按着骨，指下裁动（《脉经》）。脉行筋下（《刊误》）。（《脉诀》言：寻之似有，定息全无，殊为舛谬。）

体状诗

伏脉推筋着骨寻，指间裁动隐然深。
伤寒欲汗阳将解，厥逆脐疼证属阴。

相类诗

见沉脉。

主病诗

伏为霍乱吐频频，腹痛多缘宿食停。
蓄饮老痰成积聚，散寒温里莫因循。
食郁胸中双寸伏，欲吐不吐常兀兀。
当关腹痛困沉沉，关后疝疼还破腹。

动　脉

动，乃数脉，见于关上下，无头尾，如豆大，厥厥动摇。(仲景曰：阴阳相搏名曰动，阳动则汗出，阴动则发热，形冷恶寒，此三焦伤也。成无己曰：阴阳相搏，则虚者动，故阳虚则阳动，阴虚则阴动。庞安常曰：关前三分为阳，后三分为阴，关位半阴半阳，故动随虚见。《脉诀》言：寻之似有，举之还无，不离其处，不往不来，三关沉沉。含糊谬妄，殊非动脉。詹氏言其形鼓动如钩、如毛者，尤谬。)

体状诗

动脉摇摇数在关，无头无尾豆形团。
其原本是阴阳搏，虚者摇兮胜者安。

主病诗

动脉专司痛与惊，汗因阳动热因阴。
或为泄痢拘挛病，男子亡精女子崩。

促　脉

促脉，来去数，时一止复来（《脉经》）。如蹶之趣，徐疾不常（黎氏）。（《脉经》但言数而止为促，《脉诀》乃云：并居寸口，不言时止者，谬矣。数止为促，缓止为结，何独寸口哉！）

体状诗

促脉数而时一止，此为阳极欲亡阴。
三焦郁火炎炎盛，进必无生退可生。

相类诗

见代脉。

主病诗

促脉惟将火病医，其因有五细推之。
时时喘咳皆痰积，或发狂斑与毒疽。

结　脉

结脉，往来缓，时一止复来（《脉经》）。（《脉诀》言：或来或去，聚而却还。与结无关。仲景有累累如循长竿曰阴结，蔼蔼如车盖曰阳结。《脉经》又有如麻子动摇，旋引旋收，聚散不常者曰结，主死。此三脉，名同实异也。）

体状诗

结脉缓而时一止，独阴偏盛欲亡阳。
浮为气滞沉为积，汗下分明在主张。

相类诗

见代脉。

主病诗

结脉皆因气血凝，老痰结滞苦沉吟。
内生积聚外痈肿，疝瘕为殃病属阴。

代　脉

代脉，动而中止，不能自还，因而复动（仲景）。脉至还入尺，良久方来（吴氏）。（脉一息五至，肺、心、脾、肝、肾五脏之气，皆足五十动而一息，合大衍之数，谓之平脉。反此则止乃见焉，肾气不能至，则四十动一止；肝气不能至，则三十动一止。盖一脏之气衰，而他脏之气代至也。《经》曰：代则气衰。滑伯仁曰：若无病，羸瘦脉代者，危脉也。有病而气血乍损，气不能续者，只为病脉。伤寒心悸脉代者，复脉汤主之。妊娠脉代者，其胎百日。代之生死，不可不辨。）

体状诗

动而中止不能还，复动因而作代看。
病者得之犹可疗，平人却与寿相关。

相类诗

数而时止名为促，缓止须将结脉呼。
止不能回方是代，结生代死自殊途。

主病诗

代脉之因脏气衰，腹痛泄痢下元亏。
或为吐泻中宫病，女子怀胎三月兮。

四言举要

（宋·南康紫虚隐君，崔嘉彦希范著。
明·荆州月池子，李言闻子郁删补。）

脉乃血脉，气血之先，血之隧道，气息应焉。
其象法地，血之府也，心之合也，皮之部也。
资始于肾，资生于胃，阳中之阴，本乎营卫。
营者阴血，卫者阳气，营行脉中，卫行脉外。
脉不自行，随气而至，气动脉应，阴阳之仪。
气如橐籥，血如波澜，血脉气息，上下循环。
十二经中，皆有动脉，惟手太阴，寸口取决。

此经属肺，上系吭嗌，脉之大会，息之出入。
一呼一吸，四至为息，日夜一万，三千五百。
一呼一吸，脉行六寸，日夜八百，十丈为准。
初持脉时，令仰其掌，掌后高骨，是谓关上。
关前为阳，关后为阴，阳寸阴尺，先后推寻。
心肝居左，肺脾居右，肾与命门，居两尺部。
魂魄谷神，皆见寸口，左主司官，右主司府。
左大顺男，右大顺女，本命扶命，男左女右。
关前一分，人命之主，左为人迎，右为气口。
神门决断，两在关后，人无二脉，病死不愈。
男女脉同，惟尺则异，阳弱阴盛，反此病至。
脉有七诊，曰浮中沉，上下左右，消息求寻。
又有九候，举按轻重，三部浮沉，各候五动。
寸候胸上，关候膈下，尺候于脐，下至跟踝。
左脉候左，右脉候右，病随所在，不病者否。
浮为心肺，沉为肾肝，脾胃中州，浮沉之间。
心脉之浮，浮大而散，肺脉之浮，浮涩而短。
肝脉之沉，沉而弦长，肾脉之沉，沉实而濡。
脾胃属土，脉宜和缓，命为相火，左寸同断。
春弦夏洪，秋毛冬石，四季和缓，是谓平脉。
太过实强，病生于外，不及虚微，病生于内。
春得秋脉，死在金日，五脏准此，推之不失。
四时百病，胃气为本，脉贵有神，不可不审。
调停自气，呼吸定息，四至五至，平和之则。
三至为迟，迟则为冷，六至为数，数即热证。

转迟转冷，转数转热，迟数既明，浮沉当别。
浮沉迟数，辨内外因，外因于天，内因于人。
天有阴阳，风雨晦冥，人喜怒忧，思悲恐惊。
外因之浮，则为表证，沉里迟阴，数则阳盛。
内因之浮，虚风所为，沉气迟冷，数热何疑。
浮数表热，沉数里热，浮迟表虚，沉迟冷结。
表里阴阳，风气冷热，辨内外因，脉证参别。
脉理浩繁，总括于四，既得提纲，引申触类。
浮脉法天，轻手可得，泛泛在上，如水漂木。
有力洪大，来盛去悠，无力虚大，迟而且柔。
虚甚则散，涣漫不收，有边无中，其名曰芤。
浮小为濡，绵浮水面，濡甚则微，不任寻按。
沉脉法地，近于筋骨，深深在下，沉极为伏。
有力为牢，实大弦长，牢甚则实，愊愊而强。
无力为弱，柔小如绵，弱甚则细，如蛛丝然。
迟脉属阴，一息三至，小驶于迟，缓不及四。
二损一败，病不可治，两息夺精，脉已无气。
浮大虚散，或见芤革，浮小濡微，沉小细弱。
迟细为涩，往来极难，易散一止，止而复还。
结则来缓，止而复来，代则来缓，止不能回。
数脉属阳，六至一息，七疾八极，九至为脱。
浮大者洪，沉大牢实，往来流利，是谓之滑。
有力为紧，弹如转索，数见寸口，有止为促。
数见关中，动脉可候，厥厥动摇，状如小豆。
长则气治，过于本位，长而端直，弦脉应指。

短则气病，不能满部，不见于关，惟尺寸候。
一脉一形，各有主病，数脉相兼，则见诸证。
浮脉主表，里必不足，有力风热，无力血弱。
浮迟风虚，浮数风热，浮紧风寒，浮缓风湿。
浮虚伤暑，浮芤失血，浮洪虚火，浮微劳极。
浮濡阴虚，浮散虚剧，浮弦痰饮，浮滑痰热。
沉脉主里，主寒主积，有力痰食，无力气郁。
沉迟虚寒，沉数热伏，沉紧冷痛，沉缓水蓄。
沉牢痼冷，沉实热极，沉弱阴虚，沉细痹湿。
沉弦饮痛，沉滑宿食，沉伏吐利，阴毒聚积。
迟脉主脏，阳气伏潜，有力为痛，无力虚寒。
数脉主腑，主吐主狂，有力为热，无力为疮。
滑脉主痰，或伤于食，下为蓄血，上为吐逆。
涩脉少血，或中寒湿，反胃结肠，自汗厥逆。
弦脉主饮，病属胆肝，弦数多热，弦迟多寒。
浮弦支饮，沉弦悬饮，阳弦头痛，阴弦腹痛。
紧脉主寒，又主诸痛，浮紧表寒，沉紧里痛。
长脉气平，短脉气病，细则气少，大则病进。
浮长风痫，沉短宿食，血虚脉虚，气实脉实。
洪脉为热，其阴则虚，细脉为湿，其血则虚。
缓大者风，缓细者湿，缓涩血少，缓滑内热。
濡小阴虚，弱小阳竭，阳竭恶寒，阴虚发热。
阳微恶寒，阴微发热，男微虚损，女微泻血。
阳动汗出，阴动发热，为痛与惊，崩中失血。
虚寒相搏，其名为革，男子失精，女子失血。

阳盛则促，肺痈阳毒，阴盛则结，疝瘕积郁。
代则气衰，或泄脓血，伤寒心悸，女胎三月。
脉之主病，有宜不宜，阴阳顺逆，凶吉可推。
中风浮缓，急实则忌，浮滑中痰，沉迟中气。
尸厥沉滑，卒不知人，入脏身冷，入腑身温。
风伤于卫，浮缓有汗，寒伤于营，浮紧无汗。
暑伤于气，脉虚身热，湿伤于血，脉缓细涩。
伤寒热病，脉喜浮洪，沉微涩小，证反必凶。
汗后脉静，身凉则安，汗后脉躁，热甚必难。
阳病见阴，病必危殆，阴病见阳，虽困无害。
上不至关，阴气已绝，下不至关，阳气已竭。
代脉止歇，脏绝倾危，散脉无根，形损难医。
饮食内伤，气口急滑，劳倦内伤，脾脉大弱。
欲知是气，下手脉沉，沉极则伏，涩弱久深。
火郁多沉，滑痰紧食，气涩血芤，数火细湿。
滑主多痰，弦主留饮，热则滑数，寒则弦紧。
浮滑兼风，沉滑兼气，食伤短疾，湿留濡细。
疟脉自弦，弦数者热，弦迟者寒，代散者折。
泄泻下痢，沉小滑弱，实大浮洪，发热则恶。
呕吐反胃，浮滑者昌，弦数紧涩，结肠者亡。
霍乱之候，脉代勿讶，厥逆迟微，是则可怕。
咳嗽多浮，聚肺关胃，沉紧小危，浮濡易治。
喘急息肩，浮滑者顺，沉涩肢寒，散脉逆证。
病热有火，洪数可医，沉微无火，无根者危。
骨蒸发热，脉数而虚，热而涩小，必殒其躯。

劳极诸虚，浮软微弱，土败双弦，火炎急数。
诸病失血，脉必见芤，缓小可喜，数大可忧。
瘀血内蓄，却宜牢大，沉小涩微，反成其害。
遗精白浊，微涩而弱，火盛阴虚，芤濡洪数。
三消之脉，浮大者生，细小微涩，形脱可惊。
小便淋闷，鼻头色黄，涩小无血，数大何妨。
大便燥结，须分气血，阳数而实，阴迟而涩。
癫乃重阴，狂乃重阳，浮洪吉兆，沉急凶殃。
痫脉宜虚，实急者恶，浮阳沉阴，滑痰数热。
喉痹之脉，数热迟寒，缠喉走马，微伏则难。
诸风眩运，有火有痰，左涩死血，右大虚看。
头痛多弦，浮风紧寒，热洪湿细，缓滑厥痰。
气虚弦软，血虚微涩，肾厥弦坚，真痛短涩。
心腹之痛，其类有九，细迟从吉，浮大延久。
疝气弦急，积聚在里，牢急者生，弱急者死。
腰痛之脉，多沉而弦，兼浮者风，兼紧者寒。
弦滑痰饮，濡细肾着，大乃肾虚，沉实闪肭。
脚气有四，迟寒数热，浮滑者风，濡细者湿。
痿病肺虚，脉多微缓，或涩或紧，或细或濡。
风寒湿气，合而为痹，浮涩而紧，三脉乃备。
五疸实热，脉必洪数，涩微属虚，切忌发渴。
脉得诸沉，责其有水，浮气与风，沉石或里。
沉数为阳，沉迟为阴，浮大出厄，虚小可惊。
胀满脉弦，土制于木，湿热数洪，阴寒迟弱。
浮为虚满，紧则中实，浮大可治，虚小危极。

五脏为积，六腑为聚，实强者生，沉细者死。
中恶腹胀，紧细者生，脉若浮大，邪气已深。
痈疽浮散，恶寒发热，若有痛处，痈疽所发。
脉数发热，而痛者阳，不数不热，不疼阴疮。
未溃痈疽，不怕洪大，已溃痈疽，洪大可怕。
肺痈已成，寸数而实，肺痿之形，数而无力。
肺痈色白，脉宜短涩，不宜浮大，唾糊呕血。
肠痈实热，滑数可知，数而不热，关脉芤虚。
微涩而紧，未脓当下，紧数脓成，切不可下。
妇人之脉，以血为本，血旺易胎，气旺难孕。
少阴动甚，谓之有子，尺脉滑利，妊娠可喜。
滑疾不散，胎必三月，但疾不散，五月可别。
左疾为男，右疾为女，女腹如箕，男腹如釜。
欲产之脉，其至离经，水下乃产，未下勿惊。
新产之脉，缓滑为吉，实大弦牢，有证则逆。
小儿之脉，七至为平，更察色证，与虎口纹。
奇经八脉，其诊又别，直上直下，浮则为督。
牢则为冲，紧则任脉，寸左右弹，阳跷可决。
尺左右弹，阴跷可别，关左右弹，带脉当决。
尺外斜上，至寸阴维，尺内斜上，至寸阳维。
督脉为病，脊强癫痫，任脉为病，七疝瘕坚。
冲脉为病，逆气里急，带主带下，脐痛精失。
阳维寒热，目眩僵卧，阴维心痛，胸肋刺筑。
阳跷为病，阳缓阴急，阴跷为病，阴缓阳急。
癫痫瘛疭，寒热恍惚，八脉脉证，各有所属。

平人无脉，移于外络，兄位弟乘，阳溪列缺。
病脉既明，吉凶当别，经脉之外，又有真脉。
肝绝之脉，循刀责责，心绝之脉，转豆躁疾。
脾则雀啄，如屋之漏，如水之流，如杯之覆。
肺绝如毛，无根萧索，麻子动摇，浮波之合。
肾脉将绝，至如省客，来如弹石，去如解索。
命脉将绝，虾游鱼翔，至如涌泉，绝在膀胱。
真脉既形，胃已无气，参察色证，断之以臆。

药性歌括四百味

诸药之性，各有其功，温凉寒热，补泻宜通。
君臣佐使，运用于衷，相反畏恶，立见吉凶。
人参味甘，大补元气，止渴生津，调营养卫。
黄芪性温，收汗固表，托疮生肌，气虚莫少。
白术甘温，健脾强胃，止泻除湿，兼祛痰痞。
茯苓味淡，渗湿利窍，白化痰涎，赤通水道。
甘草甘温，调和诸药，炙则温中，生则泻火。
当归甘温，生血补心，扶虚益损，逐瘀生新。
白芍酸寒，能收能补，泻痢腹痛，虚寒勿与。
赤芍酸寒，能泻能散，破血通经，产后勿犯。
生地微寒，能消温热，骨蒸烦劳，养阴凉血。
熟地微温，滋肾补血，益髓填精，乌须黑发。
麦门甘寒，解渴祛烦，补心清肺，虚热自安。
天门甘寒，肺痿肺痈，消痰止嗽，喘热有功。
黄连味苦，泻心除痞，清热明眸，厚肠止痢。
黄芩苦寒，枯泻肺火，子清大肠，湿热皆可。
黄柏苦寒，降火滋阴，骨蒸湿热，下血堪任。
栀子性寒，解郁除烦，吐衄胃热，火降小便。
连翘苦寒，能消痈毒，气聚血凝，湿热堪逐。
石膏大寒，能泻胃火，发渴头疼，解肌立妥。

滑石沉寒，滑能利窍，解渴除烦，湿热可疗。
贝母微寒，止嗽化痰，肺痈肺痿，开郁除烦。
大黄苦寒，实热积聚，蠲痰逐水，疏通便闭。
柴胡味苦，能泻肝火，寒热往来，疟疾均可。
前胡微寒，宁嗽化痰，寒热头痛，痞闷能安。
升麻性寒，清胃解毒，升提下陷，牙痛可逐。
桔梗味苦，疗咽肿痛，载药上升，开胸利壅。
紫苏叶辛，风寒发表，梗下诸气，消除胀满。
麻黄味辛，解表出汗，身热头痛，风寒发散。
葛根味甘，祛风发散，温疟往来，止渴解酒。
薄荷味辛，最清头目，祛风散热，骨蒸宜服。
防风甘温，能除头晕，骨节痹痛，诸风口噤。
荆芥味辛，能清头目，表汗祛风，治疮消瘀。
细辛辛温，少阴头痛，利窍通关，风湿皆用。
羌活微温，祛风除湿，身痛头痛，疏筋活络。
独活辛苦，颈项难舒，两足湿痹，诸风能除。
知母味苦，热渴能除，骨蒸有汗，痰嗽皆舒。
白芷辛温，阳明头痛，风热瘙痒，排脓通用。
藁本气温，除头颠顶，寒湿可去，风邪可屏。
香附味甘，快气开郁，止痛调经，更消宿食。
乌药辛温，心腹胀痛，小便滑数，顺气通用。
枳实味苦，消食除痞，破积化痰，冲墙倒壁。
枳壳微寒，快气宽肠，胸中气结，胀满堪尝。
白蔻辛温，能祛瘴翳，温中行气，止呕和胃。
青皮苦温，能攻气滞，削坚平肝，安胃下食。

陈皮辛温，顺气宽膈，留白和胃，消痰去白。
苍术苦温，健脾燥湿，发汗宽中，更祛瘴疫。
厚朴苦温，消胀泄满，痰气下利，其功不缓。
南星性热，能治风痰，破伤强直，风搐自安。
半夏味辛，健脾燥湿，痰厥头痛，嗽呕堪入。
藿香辛温，能止呕吐，发散风寒，霍乱为主。
槟榔辛温，破气杀虫，祛痰逐水，专除后重。
腹皮微温，能下膈气，安胃健脾，浮肿消去。
香薷味辛，伤暑便涩，霍乱水肿，除烦解热。
猪苓味淡，利水通淋，消肿除湿，多服损肾。
扁豆微温，转筋吐泻，下气和中，酒毒能化。
泽泻甘寒，消肿止渴，除湿通淋，阴汗自遏。
木通性寒，小肠热闭，利窍通经，最能导滞。
车前子寒，溺涩眼赤，小便能通，大便能安。
地骨皮寒，解肌退热，有汗骨蒸，强阴凉血。
木瓜味酸，湿肿脚气，霍乱转筋，足膝无力。
威灵苦温，腰膝冷痛，消痰痃癖，风湿皆用。
牡丹苦寒，破血通经，血分有热，无汗骨蒸。
玄参苦寒，清无根火，消肿骨蒸，补肾亦可。
沙参味甘，消肿排脓，补肝益肺，退热除风。
丹参味苦，破积调经，生新去恶，祛除带崩。
苦参味苦，痈肿疮疥，下血肠风，眉脱赤癞。
龙胆苦寒，疗眼赤痛，下焦湿肿，肝经热烦。
五加皮温，祛痛风痹，健步坚筋，益精止沥。
防己气寒，风湿脚痛，热积膀胱，消痈散肿。

地榆沉寒，血热堪用，血痢带崩，金疮止痛。
茯神补心，善镇惊悸，恍惚健忘，兼除怒恚。
远志气温，能驱惊悸，安神镇心，令人多记。
酸枣味酸，敛汗驱烦，多眠用生，不眠用炒。
菖蒲性温，开心利窍，去痹除风，出声至妙。
柏子味甘，补心益气，敛汗润肠，更疗惊悸。
益智辛温，安神益气，遗溺遗精，呕逆皆治。
甘松味香，善除恶气，治体香肌，心腹痛已。
小茴性温，能除疝气，腹痛腰痛，调中暖胃。
大茴味辛，疝气脚气，肿痛膀胱，止呕开胃。
干姜味辛，表解风寒，炮苦逐冷，虚寒尤堪。
附子辛热，性走不守，四肢厥冷，回阳有功。
川乌大热，搜风入骨，湿痹寒痛，破积之物。
木香微温，散滞和胃，诸风能调，行肝泻肺。
沉香降气，暖胃追邪，通天彻地，气逆为佳。
丁香辛热，能除寒呕，心腹疼痛，温胃可晓。
砂仁性温，养胃进食，止痛安胎，行气破滞。
荜澄茄辛，除胀化食，消痰止哕，能逐寒气。
肉桂辛热，善通经脉，腹痛虚寒，温补可得。
桂枝小梗，横行手臂，止汗舒筋，治手足痹。
吴萸辛热，能调疝气，脐腹寒痛，酸水能治。
延胡气温，心腹卒痛，通经活血，跌扑血崩。
薏苡味甘，专除湿痹，筋节拘挛，肺痈肺痿。
肉蔻辛温，脾胃虚冷，泻痢不休，功可立等。
草蔻辛温，治寒犯胃，作痛呕吐，不食能食。

诃了味苦，涩肠止痢，痰嗽喘急，降火敛肺。
草果味辛，消食除胀，截疟逐痰，解瘟辟瘴。
常山苦寒，截疟除痰，解伤寒热，水胀能宽。
良姜性热，下气温中，转筋霍乱，酒食能攻。
山楂味甘，磨消肉食，疗疝催疮，消膨健胃。
神曲味甘，开胃进食，破积逐痰，调中下气。
麦芽甘温，能消宿食，心腹膨胀，行血散滞。
苏子味辛，驱痰降气，止咳定喘，更润心肺。
白芥子辛，专化胁痰，疟蒸痞块，服之能安。
甘遂甘寒，破症消痰，面浮蛊胀，利水能安。
大戟甘寒，消水利便，腹胀症坚，其功瞑眩。
芫花寒苦，能消胀蛊，利水泻湿，止咳痰吐。
商陆苦寒，赤白各异，赤者消风，白利水气。
海藻咸寒，消瘿散疬，除胀破症，利水痛闭。
牵牛苦寒，利水消肿，臌胀痃癖，散滞除壅。
葶苈辛苦，利水消肿，痰嗽症瘕，治喘肺痈。
瞿麦苦寒，专治淋病，且能堕胎，通经立应。
三棱味苦，利血消癖，气滞作痛，虚者当忌。
五灵味甘，血滞腹痛，止血用炒，行血用生。
莪术温苦，善破痃癖，止渴消瘀，通经最宜。
干漆辛温，通经破瘕，追积杀虫，效如奔马。
蒲黄味甘，逐瘀止崩，止血须炒，破血用生。
苏木甘咸，能行积血，产后月经，兼治扑跌。
桃仁甘平，能润大肠，通经破瘀，血瘕堪尝。
姜黄味辛，消痈破血，心腹结痛，下气最捷。

郁金味苦，破血行气，血淋溺血，郁结能舒。
金银花甘，疗痈无对，未成则散，已成则溃。
漏芦性寒，祛恶疮毒，补血排脓，生肌长肉。
蒺藜味苦，疗疮瘙痒，白癜头疮，翳除目朗。
白及味苦，功专收敛，肿毒疮疡，外科最善。
蛇床辛苦，下气温中，恶疮疥癞，逐瘀祛风。
天麻味甘，能驱头眩，小儿惊痫，拘挛瘫痪。
白附辛温，治面百病，血痹风疮，中风痰症。
全蝎味辛，祛风痰毒，口眼㖞斜，风痫发搐。
蝉蜕甘寒，消风定惊，杀疳除热，退翳侵睛。
僵蚕味咸，诸风惊痫，湿痰喉痹，疮毒瘢痕。
蜈蚣味辛，蛇虺恶毒，止痉除邪，堕胎逐瘀。
木鳖甘寒，能追疮毒，乳痈腰痛，消肿最速。
蜂房咸苦，惊痫瘛疭，牙痛肿毒，瘰疬乳痈。
花蛇温毒，瘫痪㖞斜，大风疥癞，诸毒称佳。
蛇蜕咸平，能除翳膜，肠痔蛊毒，惊痫抽搐。
槐花味苦，痔漏肠风，大肠热痢，更杀蛔虫。
鼠粘子辛，能除疮毒，瘾疹风热，咽痛可逐。
茵陈味苦，退疸除黄，泻湿利水，清热为凉。
红花辛温，最消瘀热，多则通经，少则养血。
蔓荆子苦，头痛能医，拘挛湿痹，泪眼可除。
兜铃苦寒，能熏痔漏，定喘消痰，肺热久嗽。
百合味甘，安心定胆，止嗽消浮，痈疽可啖。
秦艽微寒，除湿荣筋，肢节风痛，下血骨蒸。
紫菀苦辛，痰喘咳逆，肺痈吐脓，寒热并济。

款花甘温，理肺消痰，肺痈咳喘，补劳除烦。
金沸草温，消痰止嗽，明目祛风，逐水尤妙。
桑皮甘辛，止嗽定喘，泻肺火邪，其功不浅。
杏仁温苦，风寒喘嗽，大肠气闭，便难切要。
乌梅酸温，收敛肺气，止渴生津，能安泻痢。
天花粉寒，止渴祛烦，排脓消毒，善除热痰。
瓜蒌仁寒，宁嗽化痰，伤寒结胸，解渴止烦。
密蒙花甘，主能明目，虚翳青盲，服之效速。
菊花味甘，除热祛风，头晕目赤，收泪有功。
木贼味甘，祛风退翳，能止月经，更消积聚。
决明子甘，能祛肝热，目痛收泪，仍止鼻血。
犀角酸寒，化毒辟邪，解热止血，消肿毒蛇。
羚羊角寒，明目清肝，祛惊解毒，神志能安。
龟甲味甘，滋阴补肾，止血续筋，更医颅囟。
鳖甲咸平，劳嗽骨蒸，散瘀消肿，去痞除症。
海蛤味咸，清热化痰，胸痛水肿，坚软结散。
桑上寄生，风湿腰痛，止漏安胎，疮疡亦用。
火麻味甘，下乳催生，润肠通结，小水能行。
山豆根苦，疗咽肿痛，敷蛇虫伤，可救急用。
益母草苦，女科为主，产后胎前，生新去瘀。
紫草咸寒，能通九窍，利水消膨，痘疹最要。
紫葳味酸，调经止痛，崩中带下，症瘕通用。
地肤子寒，去膀胱热，皮肤瘙痒，除湿甚捷。
楝根性寒，能追诸虫，疼痛立止，积聚立通。
樗根味苦，泻痢带崩，肠风痔漏，燥湿涩精。

泽兰甘苦，痈肿能消，打扑伤损，肢体虚浮。
牙皂味辛，通关利窍，敷肿痛消，吐风痰妙。
芜荑味辛，驱邪杀虫，痔瘘癣疥，化食除风。
雷丸味苦，善杀诸虫，癫痫蛊毒，治儿有功。
胡麻仁甘，疔肿恶疮，熟补虚损，筋壮力强。
苍耳子苦，疥癣细疮，驱风湿痹，瘙痒堪尝。
蕤仁味甘，风肿烂弦，热胀胬肉，眼泪立痊。
青葙子苦，肝脏热毒，暴发赤障，青盲可服。
谷精草辛，牙齿风痛，口疮咽痹，眼翳通用。
白薇大寒，疗风治疟，人事不知，昏厥堪却。
白蔹微寒，儿疟惊痫，女阴肿痛，痈疔可啖。
青蒿气寒，童便熬膏，虚热盗汗，除骨蒸劳。
茅根味甘，通关逐瘀，治吐衄血，客热可去。
大小蓟苦，消肿破血，吐衄咯唾，崩漏可啜。
枇杷叶苦，偏理肺脏，吐秽不已，解酒清上。
木律大寒，口齿圣药，瘰疬能治，心烦可却。
射干味苦，逐瘀通经，喉痹口臭，痈毒堪凭。
鬼箭羽苦，通经堕胎，杀虫祛结，驱邪除乖。
夏枯草苦，瘰疬瘿瘤，破症散结，湿痹能疗。
卷柏味辛，症瘕血闭，风眩痿躄，更驱鬼疰。
马鞭味苦，破血通经，症瘕癖块，服之最灵。
鹤虱味苦，杀虫追毒，心腹卒痛，蛔虫堪逐。
白头翁寒，散症逐血，瘿疬疟疝，止痛百节。
旱莲草甘，生须黑发，赤痢可止，血流可截。
慈姑辛苦，疔肿痈疽，恶疮瘾疹，蛇虺并施。

榆皮味甘，通水除淋，能利关节，敷肿痛定。
钩藤微寒，疗儿惊痫，手足瘛疭，抽搐口眼。
豨莶味苦，追风除湿，聪耳明目，乌须黑发。
葵花味甘，带痢两功，赤治赤者，白治白同。
辛夷味辛，鼻塞流涕，香臭不闻，通窍之剂。
续随子辛，恶疮蛊毒，通经消积，不可过服。
海桐皮苦，霍乱久痢，疳䘌疥癣，牙痛亦治。
石楠味辛，肾衰脚弱，风淫湿痹，堪为妙药。
鬼臼有毒，辟瘟除恶，虫毒鬼疰，风邪可却。
大青气寒，伤寒热毒，黄汗黄疸，时疫宜服。
侧柏叶苦，吐衄崩痢，能生须眉，除湿之剂。
槐实味苦，阴疮湿痒，五痔肿痛，止血极莽。
瓦楞子咸，妇人血块，男子痰癖，症瘕可愈。
棕榈子苦，禁泄涩痢，带下崩中，肠风堪治。
冬葵子寒，滑胎易产，癃利小便，善通乳难。
淫羊藿辛，阴起阳兴，坚筋益骨，志强力增。
松脂味甘，滋阴补阳，祛风安脏，膏可贴疮。
覆盆子甘，肾损精竭，黑须明眸，补虚续绝。
合欢味甘，利人心志，安脏明目，快乐无虑。
金樱子涩，梦遗精滑，禁止遗尿，寸白虫杀。
楮实味甘，壮筋明目，益气补虚，阳痿当服。
郁李仁酸，破血润燥，消肿利便，关格通导。
没食子苦，益血生精，染发最妙，噤痢极灵。
空青气寒，治眼通灵，青盲赤肿，去暗回明。
密陀僧咸，止痢医痔，能除白癜，诸疮可医。

伏龙肝温，治疫安胎，吐血咳逆，心烦妙哉。
石灰味辛，性烈有毒，辟虫立死，堕胎极速。
穿山甲毒，痔癖恶疮，吹奶肿痛，通络散风。
蚯蚓气寒，伤寒瘟病，大热狂言，投之立应。
蜘蛛气寒，狐疝偏痛，蛇虺咬涂，疔肿敷用。
蟾蜍气凉，杀疳蚀癖，瘟疫能治，疮毒可祛。
刺猬皮苦，主医五痔，阴肿疝痛，能开胃气。
蛤蚧味咸，肺痿血咯，传尸劳疰，服之可却。
蝼蛄味咸，治十水肿，上下左右，效不旋踵。
蜗牛味咸，口眼歪僻，惊痫拘挛，脱肛咸治。
桑螵蛸咸，淋浊精泄，除疝腰痛，虚损莫缺。
田螺性冷，利大小便，消肿除热，醒酒立见。
象牙气平，杂物刺喉，能通小便，诸疮可疗。
水蛭味咸，除积瘀坚，通经堕胎，折伤可痊。
贝子味咸，解肌散结，利水消肿，目翳清洁。
蛤蜊肉冷，能止消渴，酒毒堪除，开胃顿豁。
海粉味咸，大治顽痰，妇人白带，咸能软坚。
石蟹味咸，点睛肿翳，解蛊肿毒，催生落地。
海螵蛸咸，漏下赤白，症瘕疝气，阴肿可得。
无名异甘，金疮折损，去瘀止痛，生肌有准。
青礞石寒，硝煅金色，坠痰消食，神妙莫测。
磁石味咸，专杀铁毒，若误吞针，系线即出。
花蕊石寒，善止诸血，金疮血流，产后血涌。
代赭石寒，下胎崩带，儿疳泻痢，惊痫呕嗳。
黑铅味甘，止呕反胃，鬼疰瘿瘤，安神定志。

银屑味辛，谵语恍惚，定志养神，镇心明目。
金屑味辛，善安魂魄，癫狂惊痫，调和血脉。
狗脊味甘，酒蒸入剂，腰背膝痛，风寒湿痹。
骨碎补温，折伤骨节，风血积痛，最能破血。
茜草味苦，便衄吐血，经带崩漏，损伤虚热。
预知子贵，缀衣领中，遇毒声作，诛蛊杀虫。
王不留行，调经催产，除风痹痛，乳痈当啖。
狼毒味辛，破积瘕症，恶疮鼠瘘，止心腹痛。
藜芦味辛，最能发吐，肠澼泻痢，杀虫消蛊。
蓖麻子辛，吸出滞物，涂顶肠收，涂足胎出。
荜拨味辛，温中下气，痃癖阴疝，霍乱泻痢。
百部味甘，骨蒸劳瘵，杀疳蛔虫，久嗽功大。
京墨味辛，吐衄下血，产后崩中，止血甚捷。
黄荆子苦，善治咳逆，骨节寒热，能下肺气。
女贞子苦，黑发乌须，强筋壮力，祛风补虚。
瓜蒂苦寒，善能吐痰，消身肿胀，并治黄疸。
粟壳性涩，泄利嗽怯，劫病如神，杀人如剑。
巴豆辛热，除胃寒积，破症消痰，大能通利。
夜明砂粪，能下死胎，小儿无辜，瘰疬堪裁。
斑蝥有毒，破血通经，诸疮瘰疬，水道能行。
蚕沙性温，湿痹瘾疹，瘫风肠鸣，消渴可饮。
胡黄连苦，治劳骨蒸，小儿疳痢，盗汗虚惊。
使君甘温，消疳消浊，泻痢诸虫，总能除却。
赤石脂温，保固肠胃，溃疡生肌，涩精泻痢。
青黛咸寒，能平肝木，惊痫疳痢，兼除热毒。

阿胶甘平，止咳脓血，吐血胎崩，虚羸可啜。
白矾味酸，化痰解毒，治症多能，难以尽述。
五倍苦酸，疗齿疳䘌，痔痈疮脓，兼除风热。
玄明粉辛，能逐宿垢，化积消痰，诸热可疗。
通草味甘，善治膀胱，消痈散肿，能医乳房。
枸杞甘平，填精补髓，明目祛风，阴兴阳起。
黄精味甘，能安脏腑，五劳七伤，此药大补。
何首乌甘，填精种子，黑发悦颜，长生不死。
五味酸温，生津止渴，久嗽虚劳，金水枯竭。
山茱性温，涩精益髓，肾虚耳鸣，腰膝痛止。
石斛味甘，却惊定志，壮骨补虚，善驱冷痹。
破故纸温，腰膝酸痛，兴阳固精，盐酒炒用。
山药甘温，理脾止泻，益肾补中，诸虚可治。
苁蓉味甘，峻补精血，若骤用之，更动便滑。
菟丝甘平，梦遗滑精，腰痛膝冷，添髓壮筋。
牛膝味苦，除湿痹痿，腰膝酸痛，小便淋沥。
巴戟辛甘，大补虚损，精滑梦遗，强筋固本。
仙茅味辛，腰足挛痹，虚损劳伤，阳道兴起。
牡蛎微寒，涩精止汗，带崩胁痛，老痰祛散。
楝子苦寒，膀胱疝气，中湿伤寒，利水之剂。
萆薢甘苦，风寒湿痹，腰背冷痛，添精益气。
寄生甘苦，腰痛顽麻，续筋壮骨，风湿尤佳。
续断味辛，接骨续筋，跌扑折损，且固遗精。
龙骨味甘，梦遗精泄，崩带肠痈，惊痫风热。
人之头发，补阴甚捷，吐衄血晕，风惊痫热。

天灵盖咸，传尸劳瘵，温疟血崩，投之立愈。
雀卵气温，善扶阳痿，可致壮强，当能固闭。
鹿茸甘温，益气补阳，泄精尿血，崩带堪任。
鹿角胶温，吐衄虚羸，跌扑伤损，崩带安胎。
腽肭脐热，补益元阳，固精起痿，痃癖劳伤。
紫河车甘，疗诸虚损，劳瘵骨蒸，滋培根本。
枫香味辛，外科要药，瘙疮瘾疹，齿痛亦可。
檀香味辛，开胃进食，霍乱腹痛，中恶秽气。
安息香辛，辟邪驱恶，开窍通关，死胎能落。
苏和香甘，祛痰辟秽，蛊毒痫痓，梦魇能起。
熊胆味苦，热蒸黄疸，恶疮虫痔，五疳惊痫。
硇沙有毒，溃痈烂肉，除翳生肌，破症消毒。
硼砂味辛，疗喉肿痛，膈上热痰，噙化立中。
朱砂味甘，镇心养神，驱邪解毒，定魄安魂。
硫黄性热，扫除疥疮，壮阳逐冷，寒邪敢当。
龙脑味辛，目痛窍闭，狂躁妄语，真为良剂。
芦荟气寒，杀虫消疳，癫痫惊搐，服之立安。
天竺黄甘，急慢惊风，镇心解热，化痰有功。
麝香辛温，善通关窍，辟秽安惊，解毒甚妙。
乳香辛苦，疗诸恶疮，生肌止痛，心腹尤良。
没药苦平，治疮止痛，跌打损伤，破血通用。
阿魏性温，除症破结，止痛杀虫，传尸可灭。
水银性寒，治疥杀虫，断绝胎孕，催生立通。
轻粉性燥，外科要药，杨梅诸毒，杀虫可托。
灵砂性温，能通血脉，解毒辟邪，安魂定魄。

砒霜大毒，风痰可吐，截疟除哮，能消沉痼。
雄黄苦辛，辟邪解毒，更治蛇虺，喉风息肉。
珍珠气寒，镇惊除痫，开聋磨翳，止渴坠痰。
牛黄味苦，大治风痰，安魂定魄，惊痫灵丹。
琥珀味甘，安魂定魄，破瘀消症，利水通淋。
血竭味咸，跌扑伤损，恶毒疮痈，破血有准。
石钟乳甘，气乃剽悍，益气固精，明目延寿。
阳起石甘，肾气乏绝，阳痿不起，其效甚捷。
桑椹子甘，解金石燥，清除热渴，染须发皓。
蒲公英苦，溃坚消肿，结核能除，食毒堪用。
石韦味苦，通利膀胱，遗尿或淋，发背疮疡。
萹蓄味苦，疥瘙疽痔，小儿蛔虫，女人阴蚀。
赤箭味苦，原号定风，杀鬼蛊毒，除疝疗痈。
鸡内金寒，溺遗精泄，禁痢漏崩，更除烦热。
鳗鲡鱼甘，劳瘵杀虫，痔漏疮疹，崩疾有功。
螃蟹味咸，散血解结，益气养精，除雄烦热。
马肉味辛，堪强腰脊，自死老死，并弃勿食。
白鸽肉平，解诸药毒，能除疥疮，味胜猪肉。
兔肉味辛，补中益气，止渴健脾，解热疗痹。
牛肉属土，补脾胃弱，乳养虚羸，善滋血涸。
猪肉味甘，量食补虚，动风痰物，多食虚肥。
羊肉味甘，专补虚羸，开胃补肾，不致阳痿。
雄鸡味甘，动风助火，补虚温中，血漏亦可。
鸭肉性寒，补虚劳怯，消水肿胀，退惊痫热。
鲤鱼味甘，消水肿满，下气安胎，其功不缓。

鲫鱼味甘，和中补虚，理胃进食，肠澼泻痢。
驴肉微寒，安心解烦，能去痼疾，以动风淫。
鳝鱼味甘，益智补中，能祛狐臭，善散湿风。
白鹅肉甘，大补脏腑，最发疮毒，痼疾勿与。
犬肉性温，益气壮阳，炙食作渴，阴虚禁尝。
鳖肉性冷，凉血补阴，症瘕无食，孕妇勿侵。
芡实味甘，能益精气，腰膝酸痛，固涩止遗。
石莲子苦，疗噤口痢，白浊遗精，清心良剂。
藕味甘寒，解酒清热，消烦逐瘀，止吐衄血。
龙眼味甘，归脾益智，健忘怔忡，聪明广记。
莲须味甘，益肾乌须，涩精固髓，悦颜补虚。
柿子气寒，能润心肺，止渴化痰，涩肠止痢。
石榴皮酸，能禁精漏，止痢涩肠，染须尤妙。
陈仓谷米，调和脾胃，解渴除烦，能止泻痢。
莱菔子辛，喘咳下气，倒壁冲墙，胀满消去。
芥菜味辛，除邪通鼻，能利九窍，多食通气。
浆水味酸，酷热当茶，除烦消食，泻痢堪夸。
砂糖味甘，润肺和中，多食损齿，湿热生虫。
饴糖味甘，和脾润肺，止咳消痰，中满休食。
麻油性冷，善解诸毒，百病能除，功难悉数。
白果甘苦，喘嗽白浊，点茶压酒，不可多嚼。
胡桃肉甘，补肾黑发，多食生痰，动气之物。
梨味甘酸，解酒除渴，止嗽消痰，善驱烦热。
榧实味甘，主疗五痔，蛊毒三虫，不可多食。
竹茹止呕，能除寒热，胃热咳哕，不寐安歇。

竹叶味甘，退热安眠，化痰定喘，止渴消烦。
竹沥味甘，阴虚痰火，汗热渴烦，效如开锁。
莱菔根甘，下气消谷，痰癖咳嗽，兼解面毒。
灯草味甘，能利小便，癃闭成淋，湿肿为最。
艾叶温平，温经散寒，漏血安胎，心痛即愈。
绿豆气寒，能解百毒，止渴除烦，诸热可服。
川椒辛热，驱邪逐寒，明目杀虫，温而不猛。
胡椒味辛，心腹冷痛，下气温中，跌扑堪用。
石蜜甘平，入药炼熟，益气补中，润燥解毒。
马齿苋寒，青盲白翳，利便杀虫，症痈咸治。
葱白辛温，发表出汗，伤寒头痛，肿痛皆散。
胡荽味辛，上止头痛，内消谷食，痘疹发生。
韭味辛温，祛除胃寒，汁清血瘀，子医梦泄。
大蒜辛温，化肉消谷，解毒败痈，多用伤目。
食盐味咸，能吐中痰，心腹卒痛，过多损颜。
茶茗性苦，热渴能济，上清头目，下消食气。
酒通血脉，消愁遣兴，少饮壮神，多饮损命。
醋消肿毒，积瘕可去，产后金疮，血晕皆治。
乌梅味酸，除烦解渴，霍疟泻痢，止嗽劳热。
淡豆豉寒，能除懊恼，伤寒头痛，兼理瘴气。
莲子味甘，健脾理胃，止泻涩精，清心养气。
大枣味甘，调和百药，益气养脾，中满休嚼。
人乳味甘，补阴益阳，悦颜明目，羸劣仙方。
童便味凉，打扑瘀血，虚劳骨蒸，热嗽尤捷。
生姜性温，通畅神明，痰嗽呕吐，开胃极灵。

药共四百，精制不同，生熟新久，炮煅炙烘。
汤丸膏散，各起疲癃，合宜而用，乃是良工。
云林歌括，可以训蒙，略陈梗概，以候明公。
理加斫削，济世无穷。

药性赋

第一章　寒性药(诸药赋性,此类最寒。)

犀角解乎心热;羚羊清乎肺肝。

泽泻利水通淋而补阴不足;海藻散瘿破气而治疝何难。

闻之菊花能明目而清头风;射干疗咽闭而消痈毒;

薏苡理脚气而除风湿;藕节消瘀血而止吐衄。

瓜蒌子下气润肺喘兮,又且宽中;车前子止泻利小便兮,尤能明目。

是以黄柏疮用,兜铃嗽医。

地骨皮有退热除蒸之效;薄荷叶宜消风清肿之施。

宽中下气,枳壳缓而枳实速也;疗肌解表,干葛先而柴胡次之。

百部治肺热,咳嗽可止;栀子凉心肾,鼻衄最宜。

玄参治结热毒痈,清利咽膈;升麻清风热肿毒,发散疮痍。

尝闻腻粉抑肺而敛肛门;金箔镇心而安魂魄。

茵陈主黄疸而利水;瞿麦治热淋之有血。

朴硝通大肠,破血而止痰癖;石膏治头痛,解肌而消烦渴。

前胡除内外之痰实；滑石利六腑之涩结。

天门冬止嗽，补血涸而润肝心；麦门冬清心，解烦渴而除肺热。

又闻治虚烦、除哕呕，须用竹茹；通秘结、导瘀血，必资大黄。

宣黄连治冷热之痢，又厚肠胃而止泻；淫羊藿疗风寒之痹，且补阴虚而助阳。

茅根止血与吐衄；石韦通淋与小肠。

熟地黄补血且疗虚损；生地黄宣血更医眼疮。

赤芍药破血而疗腹痛，烦热亦解；白芍药补虚而生新血，退热尤良。

若乃消肿满逐水于牵牛；除毒热杀虫于贯众。

金铃子治疝气而补精血；萱草根治五淋而消乳肿。

侧柏叶治血出崩漏之疾；香附子理血气妇人之用。

地肤子利膀胱，可洗皮肤之风；山豆根解热毒，能止咽喉之痛。

白鲜皮去风治筋弱，而疗足顽痹；旋覆花明目治头风，而消痰嗽壅。

又况荆芥穗清头目便血，疏风散疮之用；瓜蒌根疗黄疸毒痈，消渴解痰之忧。

地榆疗崩漏，止血止痢；昆布破疝气，散瘿散瘤。

疗伤寒、解虚烦，淡竹叶之功倍；除结气、破瘀血，牡丹皮之用同。

知母止嗽而骨蒸退；牡蛎涩精而虚汗收。

贝母清痰止咳嗽而利心肺；桔梗开肺利胸膈而治咽喉。

若夫黄芩治诸热，兼主五淋；槐花治肠风，亦医痔痢。

常山理痰结而治温疟；葶苈泻肺喘而通水气。

此六十六种药性之寒者也。

第二章　热性药(药有温热，又当审详。)

欲温中以荜拨；用发散以生姜。

五味子止嗽痰，且滋肾水；腽肭脐疗痨瘵，更壮元阳。

原夫川芎祛风湿、补血清头；续断治崩漏、益筋强脚。

麻黄表汗以疗咳逆；韭子壮阳而医白浊。

川乌破积，有消痰治风痹之功；天雄散寒，为去湿助精阳之药。

观夫川椒达下，干姜暖中。

胡芦巴治虚冷之疝气；生卷柏破症瘕而血通。

白术消痰壅、温胃，兼止吐泻；菖蒲开心气、散冷，更治耳聋。

丁香快脾胃而止吐逆；良姜止心气痛之攻冲。

肉苁蓉填精益肾；石硫黄暖胃驱虫。

胡椒主去痰而除冷；秦椒主攻痛而去风。

吴茱萸疗心腹之冷气；灵砂定心脏之怔忡。

盖夫散肾冷、助脾胃，须荜澄茄；疗心痛、破积聚，用蓬莪术。

缩砂止吐泻安胎、化酒食之剂；附子疗虚寒反胃、壮元阳之方。

白豆蔻治冷泻，疗痈止痛于乳香；红豆蔻止吐酸，消血杀虫于干漆。

岂知鹿茸生精血，腰脊崩漏之均补；虎骨壮筋骨，寒湿毒风之并祛。

檀香定霍乱，而心气之痛愈；鹿角秘精髓，而腰脊之痛除。

消肿益血于米醋；下气散寒于紫苏。

扁豆助脾，则酒有行药破结之用；麝香开窍，则葱为通中发汗之需。

尝观五灵脂治崩漏，理血气之刺痛；麒麟竭止血出，疗金疮之伤折。

麋茸壮阳以助肾；当归补虚而养血。

乌贼骨止带下，且除崩漏目翳；鹿角胶住血崩，能补虚羸劳绝。

白花蛇治瘫痪，疗风痒之癣疹；乌梢蛇疗不仁，去疮疡之风热。

乌药有治冷气之理；禹余粮乃疗崩漏之因。

巴豆利痰水，能破寒积；独活疗诸风，不论新久。

山茱萸治头晕遗精之药；白石英医咳嗽吐脓之人。

厚朴温胃而去呕胀，消痰亦验；肉桂行血而疗心痛，止汗如神。

是则鲫鱼有温胃之功；代赭乃镇肝之剂。

沉香下气补肾，定霍乱之心痛；橘皮开胃去痰，导壅滞之逆气。

此六十种药性之热者也。

第三章　温性药（温药总括，医家素谙。）

木香理乎气滞；半夏主于湿痰。

苍术治目盲，燥脾去湿宜用；萝卜去膨胀，下气制面尤堪。

况夫钟乳粉补肺气，兼疗肺虚；青盐治腹痛，且滋肾水。

山药而腰湿能医；阿胶而痢嗽皆止。

赤石脂治精浊而止泄，兼补崩中；阳起石暖子宫以壮阳，更疗阴痿。

诚以紫菀治嗽，防风祛风，苍耳子透脑止涕，威灵仙宣风通气。

细辛去头风，止嗽而疗齿痛；艾叶治崩漏、安胎而医痢红。

羌活明目驱风，除湿毒肿痛；白芷止崩治肿，疗痔瘘疮痈。

若乃红蓝花通经，治产后恶血之余；刘寄奴散血，疗烫火金疮之苦。

减风湿之痛则茵芋叶；疗折伤之症则骨碎补。

藿香叶辟恶气而定霍乱；草果仁温脾胃而止呕吐。

巴戟天治阴疝白浊，补肾尤滋；元胡索理气痛血凝，调经有助。

尝闻款冬花润肺，去痰嗽以定喘；肉豆蔻温中，止霍乱而助脾。

抚芎走经络之痛;何首乌治疮疥之资。

姜黄能下气、破恶血之积;防己宜消肿、去风湿之施。

藁本除风,主妇人阴痛之用;仙茅益肾,扶元气虚弱之衰。

乃曰破故纸温肾,补精髓与劳伤;宣木瓜入肝,疗脚气并水肿。

杏仁润肺燥止嗽之剂;茴香治疝气肾痛之用。

诃子生津止渴,兼疗滑泄之疴;秦艽攻风逐水,又除肢节之痛。

槟榔豁痰而逐水,杀寸白虫;杜仲益肾而添精,去腰膝重。

当知紫石英疗惊悸崩中之疾;橘核仁治腰痛疝气之瘨。

金樱子兮涩遗精;紫苏子兮下气涎。

淡豆豉发伤寒之表;大小蓟除诸血之鲜。

益智安神,治小便之频数;麻仁润肺,利六腑之燥坚。

抑又闻补虚弱、排疮脓,莫若黄芪;强腰脚、壮筋骨,无如狗脊。

菟丝子补肾以明目;马蔺花治疝而有益。

此五十四种药性之温者也。

第四章　平性药(详论药性,平和惟在。)

以硇砂而去积;用龙齿以安魂。

青皮快膈除膨胀，且利脾胃；芡实益精治白浊，兼补真元。

原夫木贼草去目翳，崩漏亦医；花蕊石治金疮，血行则却。

决明和肝气，治眼之剂；天麻主头眩，祛风之药。

甘草和诸药而解百毒，盖以性平；石斛平胃气而补肾虚，更医脚弱。

观乎商陆治肿，覆盆益精。

琥珀安神而散血；朱砂镇心而有灵。

牛膝强足补精，兼疗腰痛；龙骨止汗住泄，更治血崩。

甘松理风气而痛止；蒺藜疗风疮而目明。

人参润肺宁心，开脾助胃；蒲黄止崩治衄，消瘀调经。

岂不以南星醒脾，去惊风痰吐之忧；三棱破积，除血块气滞之症。

没食主泄泻而神效；皂角治风痰而响应。

桑螵蛸疗遗精之泄；鸭头血医水肿之盛。

蛤蚧治劳嗽，牛蒡子疏风壅之痰；全蝎主风瘫，酸枣仁去怔忡之病。

尝闻桑寄生益血安胎，且止腰痛；大腹子去膨下气，亦令胃和。

小草、远志，俱有宁心之妙；木通、猪苓，尤为利水之多。

莲肉有清心醒脾之用；没药乃治疮散血之科。

郁李仁润肠宣水，去浮肿之疾；茯神宁心益智，除惊悸之疴。

白茯苓补虚劳，多在心脾之有眚；赤茯苓破结血，独利水道以无毒。

因知麦芽有助脾化食之功；小麦有止汗养心之力。

白附子去面风之游走；大腹皮治水肿之泛溢。

椿根白皮主泻血；桑根白皮主喘息。

桃仁破瘀血兼治腰痛；神曲健脾胃而进饮食。

五加皮坚筋骨以立行；柏子仁养心神而有益。

抑又闻安息香辟恶，且止心腹之痛；冬瓜仁醒脾，实为饮食之资。

僵蚕治诸风之喉闭；百合敛肺劳之嗽萎。

赤小豆解热毒，疮肿宜用；枇杷叶下逆气，哕呕可医。

连翘排疮脓与肿毒；石楠叶利筋骨与毛皮。

谷芽养脾，阿魏除邪气而破积；紫河车补血，大枣和药性以开脾。

然而鳖甲治劳疟，兼破症瘕；龟甲坚筋骨，更疗崩疾。

乌梅主便血痢疾之用；竹沥治中风声音之失。

此六十八种药性之平者也。

汤头歌诀

一、补益之剂

1. 四君子汤

四君子汤中和义，参术茯苓甘草比，
益以夏陈名六君，祛痰补气阳虚饵，
除却半夏名异功，或加香砂胃寒使。

2. 升阳益胃汤

升阳益胃参术芪，黄连半夏草陈皮，
苓泻防风羌独活，柴胡白芍姜枣随。

3. 黄芪鳖甲散

黄芪鳖甲地骨皮，艽菀参苓柴半知，
地黄芍药天冬桂，甘桔桑皮劳热宜。

4. 秦艽鳖甲散

秦艽鳖甲治风劳，地骨柴胡及青蒿，
当归知母乌梅合，止嗽除蒸敛汗高。

5. 秦艽扶羸汤

秦艽扶羸鳖甲柴，地骨当归紫菀偕，
半夏人参兼炙草，肺劳蒸嗽服之谐。

6. 紫菀汤

紫菀汤中知贝母，参苓五味阿胶偶，
再加甘桔治肺伤，咳血吐痰劳热久。

7. 百合固金汤

百合固金二地黄，玄参贝母桔甘藏，
麦冬芍药当归配，喘咳痰血肺家伤。

8. 补肺阿胶散

补肺阿胶马兜铃，鼠粘甘草杏糯停，
肺虚火盛人当服，顺气生津嗽哽宁。

9. 小建中汤

小建中汤芍药多，桂姜甘草大枣和，
更加饴糖补中脏，虚劳腹冷服之瘥，
增入黄芪名亦尔，表虚身痛效无过，
又有建中十四味，阴斑劳损起沉疴，
十全大补加附子，麦夏苁蓉仔细哦。

10. 益气聪明汤

益气聪明汤蔓荆，升葛参芪黄柏并，
再加芍药炙甘草，耳聋目障服之清。

增 辑

1. 独参汤

独参功擅得嘉名，血脱脉微可返生，
一味人参浓取汁，应知专任力方宏。

2. 龟鹿二仙胶

龟鹿二仙最守真，补人三宝气精神。
人参枸杞和龟鹿，益寿延年实可珍。

3. 保元汤

保元补益总偏温，桂草参芪四味存。
男妇虚劳幼科痘，持纲三气妙难言。

4. 还少丹

还少温调脾肾寒，茱淮苓地杜牛餐。
苁蓉楮实茴巴枸，远志菖蒲味枣丸。

5. 金匮肾气丸

金匮肾气治肾虚，熟地淮药及山萸，
丹皮苓泽加附桂，引火归原热下趋，
济生加入车牛膝，二便通调肿胀除，
钱氏六味去附桂，专治阴虚火有余，
六味再加五味麦，八仙都气治相殊，
更有知柏与杞菊，归芍参麦各分途。

6. 右归饮

右归饮治命门衰，附桂山萸杜仲施，
地草淮山枸杞子，便溏阳痿服之宜，
左归饮主真阴弱，附桂当除易麦龟。

7. 当归补血汤

当归补血有奇功，归少芪多力最雄，
更有芪防同白术，别名止汗玉屏风。

8. 七宝美髯丹

七宝美髯何首乌，菟丝牛膝茯苓俱，
骨脂枸杞当归合，专益肾肝精血虚。

9. 补心丹

补心丹用柏枣仁，二冬生地与归身，
三参桔梗朱砂味，远志茯苓共养神，
或以菖蒲更五味，劳心思虑过耗真。

10. 虎潜丸

虎潜脚痿是神方，虎胫膝陈地锁阳，
龟板姜归知柏芍，再加羊肉捣丸尝。

11. 河车大造丸

河车大造膝苁蓉，二地天冬杜柏从，
五味锁阳归杞子，真元虚弱此方宗。

12. 斑龙丸

斑龙丸用鹿胶霜，苓柏菟脂熟地黄，
等分为丸酒化服，玉龙关下补元阳。

二、发表之剂

1. 麻黄汤

麻黄汤中用桂枝，杏仁甘草四般施，
发热恶寒头项痛，伤寒服此汗淋漓。

2. 桂枝汤

桂枝汤治太阳风，芍药甘草姜枣同，
桂麻相合名各半，太阳如疟此为功。

3. 大青龙汤

大青龙汤桂麻黄，杏草石膏姜枣藏，
太阳无汗兼烦躁，风寒两解此为良。

4. 小青龙汤

小青龙汤治水气，喘咳呕哕渴利慰，
姜桂麻黄芍药甘，细辛半夏兼五味。

5. 葛根汤

葛根汤内麻黄襄，二味加入桂枝汤，
轻可去实因无汗，有汗加葛无麻黄。

6. 升麻葛根汤

升麻葛根汤钱氏，再加芍药甘草是，
阳明发热与头痛，无汗恶寒均堪倚，
亦治时疫与阳斑，痘疹已出慎勿使。

7. 九味羌活汤

九味羌活用防风，细辛苍芷与川芎，
黄芩生地同甘草，三阳解表益姜葱，
阴虚气弱人禁用，加减临时在变通。

8. 神术散

神术散用甘草苍，细辛藁本芎芷羌，
各走一经祛风湿，风寒泄泻总堪尝，
太无神术即平胃，加入菖蒲与藿香，
海藏神术苍防草，太阳无汗代麻黄，
若以白术易苍术，太阳有汗此为良。

9. 麻黄附子细辛汤

麻黄附子细辛汤，发表温经两法彰，
若非表里相兼治，少阴反热曷能康。

10. 人参败毒散

人参败毒茯苓草，枳桔柴前羌独芎，
薄荷少许姜三片，四时感冒有奇功，
去参名为败毒散，加入消风治亦同。

11. 再造散

再造散用参芪甘，桂附羌防芎芍参，
细辛加枣煨姜煎，阳虚无汗法当谙。

12. 麻黄人参芍药汤

麻黄人参芍药汤，桂枝五味麦冬襄，
归芪甘草汗兼补，虚人外感服之康。

13. 神白散

神白散用白芷甘，姜葱淡豉与相参，
肘后单煎葱白豉，两方均能散风寒。

14. 十神汤

十神汤里葛升麻，陈草芎苏白芷加，
麻黄赤芍兼香附，时邪感冒效堪夸。

增　辑

1. 银翘散

银翘散主上焦医，竹叶荆牛薄荷豉，
甘桔芦根凉解法，风温初感此方宜，
咳加杏贝渴花粉，热甚栀芩次第施。

2. 桑菊饮

桑菊饮中桔梗翘，杏仁甘草薄荷饶，
芦根为引轻清剂，热盛阳明入母膏。

3. 防风解毒汤

防风解毒荆薄荷，大力石膏竹叶和，
甘桔连翘知木枳，风温痧疹肺经多。

4. 竹叶柳蒂汤

竹味柳蒂干葛知，蝉衣荆芥薄荷司，
石膏粳米参甘麦，初起风痧此可施。

5. 华盖散

华盖麻黄杏橘红，桑皮苓草紫苏供，
三拗只用麻甘杏，表散风寒力最雄。

三、攻里之剂

1. 大承气汤

大承气汤用芒硝，枳实厚朴大黄饶，
救阴泻热功偏擅，急下阳明有数条。

2. 小承气汤

小承气汤朴实黄，谵狂痞硬上焦强，
益以羌活名三化，中风闭实可消详。

3. 调胃承气汤

调胃承气硝黄草，甘缓微和将胃保，
不用朴实伤上焦，中焦燥实服之好。

4. 木香槟榔丸

木香槟榔青陈皮，枳柏茱连棱术随，
大黄黑丑兼香附，芒硝水丸量服之，
一切实积能推荡，泻痢食疟用咸宜。

5. 枳实导滞丸

枳实导滞首大黄，芩连曲术茯苓襄，
泽泻蒸饼糊丸服，湿热积滞力能攘，
若还后重兼气滞，木香导滞加槟榔。

6. 温脾汤

温脾参附与干姜，甘草当归硝大黄，
寒热并行治寒积，脐腹绞结痛非常。

7. 蜜煎导法

蜜煎导法通大便，或将猪胆灌肛中，
不欲苦寒伤胃腑，阳明无热勿轻攻。

增 辑

1. 芍药汤

芍药芩连与锦纹，桂甘槟木及归身，
别名导气除甘桂，枳壳加之效若神。

2. 香连丸

香连治痢习为常，初起宜通勿遽尝，
别有白头翁可恃，秦皮连柏苦寒方。

3. 更衣丸

更衣利便治津干，芦荟朱砂滴酒丸，
脾约别行麻杏芍，大黄枳朴蜜和丸。

四、涌吐之剂

1. 瓜蒂散

瓜蒂散中赤小豆，或入藜芦郁金凑，
此吐实热与风痰，虚者参芦一味勾，
若吐虚烦栀豉汤，剧痰乌附尖方透，
古人尚有烧盐方，一切积滞功能奏。

2. 稀涎散

稀涎皂角白矾班,或益藜芦微吐间,
风中痰升人眩仆,当先服此通其关,
通关散用细辛皂,吹鼻得嚏保生还。

五、和解之剂

1. 小柴胡汤

小柴胡汤和解供,半夏人参甘草从,
更用黄芩加姜枣,少阳百病此为宗。

2. 四逆散

四逆散里用柴胡,芍药枳实甘草须,
此是阳邪成厥逆,敛阴泄热平剂扶。

3. 黄连汤

黄连汤内用干姜,半夏人参甘草藏,
更用桂枝兼大枣,寒热平调呕痛忘。

4. 黄芩汤

黄芩汤用甘芍并，二阳合利枣加烹，
此方遂为治痢祖，后人加味或更名，
再加生姜与半夏，前症兼呕此能平，
单用芍药与甘草，散逆止痛能和营。

5. 逍遥散

逍遥散用当归芍，柴苓术草加姜薄，
散郁除蒸功最奇，调经八味丹栀着。

6. 藿香正气散

藿香正气大腹苏，甘桔陈苓术朴俱，
夏曲白芷加姜枣，感伤岚瘴并能驱。

7. 六和汤

六和藿朴杏砂呈，半夏木瓜赤茯苓，
术参扁豆同甘草，姜枣煎之六气平，
或益香薷或苏叶，伤寒伤暑用须明。

8. 清脾饮

清脾饮用青朴柴，芩夏甘苓白术偕，
更加草果姜煎服，热多阳疟此方佳。

9. 痛泻要方

痛泻要方陈皮芍，防风白术煎丸酌，
补泻并用理肝脾，若作食伤医更错。

增　辑

1. 何人饮

何人饮治久虚疟，参首归陈姜枣约，
追疟青陈柴半归，首乌甘草正未弱，
若名休疟脾元虚，参术归乌甘草酌，
四兽果梅入六君，补中兼收须量度，
更截实疟木贼煎，青朴夏榔苍术着。

2. 奔豚汤

奔豚汤治肾中邪，气上冲胸腹痛佳，
芩芍芎归甘草半，生姜干葛李根加。

3. 达原饮

达原厚朴与常山，草果槟榔共涤痰，
更用黄芩知母入，菖蒲青草不容删。

4. 蒿芩清胆汤

俞氏蒿芩清胆汤，陈皮半夏竹茹襄，
赤苓枳壳兼碧玉，湿热轻宣此法良。

六、表里之剂

1. 大柴胡汤

大柴胡汤用大黄，枳实芩夏白芍将，
煎加姜枣表兼里，妙法内攻并外攘，
柴胡芒硝义亦尔，仍有桂枝大黄汤。

2. 防风通圣散

防风通圣大黄硝，荆芥麻黄栀芍翘，
甘桔芎归膏滑石，薄荷芩术力偏饶，
表里交攻阳热盛，外科疡毒总能消。

3. 五积散

五积散治五般积，麻黄苍芷归芍芎，
枳桔桂姜甘茯朴，陈皮半夏加姜葱，
除桂枳陈余略炒，熟料尤增温散功，
温中解表祛寒湿，散痞调经用各充。

4. 三黄石膏汤

三黄石膏芩柏连，栀子麻黄豆豉全，
姜枣细茶煎热服，表里三焦热盛宣。

5. 葛根黄芩黄连汤

葛根黄芩黄连汤，甘草四般治二阳，
解表清里兼和胃，喘汗自利保平康。

6. 参苏饮

参苏饮内用陈皮，枳壳前胡半夏宜，
干葛木香甘桔茯，内伤外感此方推，
参前若去芎柴入，饮号芎苏治不差，
香苏饮仅陈皮草，感伤内外亦堪施。

7. 茵陈丸

茵陈丸用大黄硝，鳖甲常山巴豆邀，
杏仁栀豉蜜丸服，汗吐下兼三法超，
时气毒疠及疟痢，一丸两服量病调。

8. 大羌活汤

大羌活汤即九味，己独知连白术暨，
散热培阴表里和，伤寒两感差堪慰。

七、消补之剂

1. 平胃散

平胃散是苍术朴，陈皮甘草四般药，
除湿散满驱瘴岚，调胃诸方从此扩，
或合二陈或五苓，硝黄麦曲均堪着，
若合小柴名柴平，煎加姜枣能除疟，
又不换金正气散，即是此方加夏藿。

2. 保和丸

保和神曲与山楂，苓夏陈翘菔子加，
曲糊为丸麦汤下，亦可方中用麦芽，
大安丸内加白术，消中兼补效堪夸。

3. 健脾丸

健脾参术与陈皮，枳实山楂麦蘖随，
曲糊作丸米饮下，消补兼行胃弱宜，
枳术丸亦消兼补，荷叶烧饭上升奇。

4. 参苓白术散

参苓白术扁豆陈，山药甘莲砂薏仁，
桔梗上浮兼保肺，枣汤调服益脾神。

5. 枳实消痞丸

枳实消痞四君全，麦芽夏曲朴姜连，
蒸饼糊丸消积满，清热破结补虚痊。

6. 鳖甲饮子

鳖甲饮子治疟母，甘草芪术芍芎偶，
草果槟榔厚朴增，乌梅姜枣同煎服。

7. 葛花解酲汤

葛花解酲香砂仁，二苓参术蔻青陈，
神曲干姜兼泽泻，温中利湿酒伤珍。

八、理气之剂

1. 补中益气汤

补中益气芪术陈，升柴参草当归身，
虚劳内伤功独擅，亦治阳虚外感因，
木香苍术易归术，调中益气畅脾神。

2. 乌药顺气汤

乌药顺气芎芷姜，橘红枳桔及麻黄，
僵蚕炙草姜煎服，中气厥逆此方详。

3. 越鞠丸

越鞠丸治六般郁，气血痰火湿食因，
芎苍香附兼栀曲，气畅郁舒痛闷伸，
又六郁汤苍芎附，甘苓橘半栀砂仁。

4. 苏子降气汤

苏子降气橘半归，前胡桂朴草姜依，
下虚上盛痰嗽喘，亦有加参贵合机。

5. 四七汤

四七汤理七情气，半夏厚朴茯苓苏，
姜枣煎之舒郁结，痰涎呕痛尽能纾，
又有局方名四七，参桂夏草妙更殊。

6. 四磨汤

四磨亦治七情侵，人参乌药及槟沉，
浓磨煎服调逆气，实者枳壳易人参，
去参加入木香枳，五磨饮子白酒斟。

7. 旋覆代赭汤

旋覆代赭用人参，半夏甘姜大枣临，
重以镇逆咸软痞，痞硬噫气力能禁。

8. 正气天香散

绀珠正气天香散，香附干姜苏叶陈，
乌药舒郁兼除痛，气行血活经自匀。

9. 橘皮竹茹汤

橘皮竹茹治呕呃，参甘半夏枇杷麦，
赤茯再加姜枣煎，方由金匮此方辟。

10. 丁香柿蒂汤

丁香柿蒂人参姜，呃逆因寒中气戕，
济生香蒂仅二味，或加竹橘用皆良。

11. 定喘汤

定喘白果与麻黄，款冬半夏白皮桑，
苏杏黄芩兼甘草，肺寒膈热喘哮尝。

增　辑

1. 苏合香丸

苏合香丸麝息香，木丁熏陆气同芳，
犀冰白术沉香附，衣用朱砂中恶尝。

2. 瓜蒌薤白汤

瓜蒌薤白治胸痹，益以白酒温肺气，
加夏加朴枳桂枝，治法稍殊名亦异。

3. 丹参饮

丹参饮里用檀砂，心胃诸痛效验赊，
百合汤中乌药佐，专除郁气不须夸。

九、理血之剂

1. 四物汤

四物地芍与归芎，血家百病此方通，
八珍合入四君子，气血双疗功独崇，
再加黄芪与肉桂，十全大补补方雄，
十全除却芪地草，加粟煎之名胃风。

2. 人参养营汤

人参养营即十全，除却川芎五味联，
陈皮远志加姜枣，肺脾气血补方先。

3. 归脾汤

归脾汤用术参芪，归草茯神远志随，
酸枣木香龙眼肉，煎加姜枣益心脾，
怔忡健忘俱可却，肠风崩漏总能医。

4. 养心汤

养心汤用草芪参，二茯芎归柏子寻，
夏曲远志兼桂味，再加酸枣总宁心。

5. 当归四逆汤

当归四逆桂枝芍，细辛甘草木通着，
再加大枣治阴厥，脉细阳虚由血弱，
内有久寒加姜茱，发表温中通经脉，
不用附子及干姜，助阳过剂阴反灼。

6. 桃仁承气汤

桃仁承气五般奇，甘草硝黄并桂枝，
热结膀胱少腹胀，如狂蓄血最相宜。

7. 犀角地黄汤

犀角地黄芍药丹，血升胃热火邪干，
斑黄阳毒皆堪治，或益柴芩总伐肝。

8. 咳血方

咳血方中诃子收，瓜蒌海石山栀投，
青黛蜜丸口噙化，咳嗽痰血服之瘳。

9. 秦艽白术丸

秦艽白术丸东垣，归尾桃仁枳实攒，
地榆泽泻皂角子，糊丸血痔便艰难，
仍有苍术防风剂，润血疏风燥湿安。

10. 槐花散

槐花散用治肠风，侧柏黑荆枳壳充，
为末等分米饮下，宽肠凉血逐风功。

11. 小蓟饮子

小蓟饮子藕蒲黄，木通滑石生地襄，
归草黑栀淡竹叶，血淋热结服之良。

12. 四生丸

四生丸用三般叶，侧柏艾荷生地协，
等分生捣如泥煎，血热妄行止衄惬。

13. 复元活血汤

复元活血汤柴胡，花粉当归山甲入，
桃仁红花大黄草，损伤瘀血酒煎祛。

增　辑

1. 黄土汤

黄土汤将远血医，胶芩地术附甘随，
更知赤豆当归散，近血服之效亦奇。

2. 黑地黄丸

黑地黄丸用地黄，还同苍术味干姜，
多时便血脾虚陷，燥湿滋阴两擅长。

3. 癫狗咬毒汤

癫狗咬毒无妙方，毒传迅速有难当，
桃仁地鳖大黄共，蜜酒浓煎连滓尝。

4. 血府逐瘀汤

血府逐瘀归地桃，红花枳壳膝芎饶，
柴胡赤芍甘桔梗，血化下行不作劳。

5. 少腹逐瘀汤

少腹逐瘀芎炮姜，元胡灵脂芍茴香，
蒲黄肉桂当没药，调经止痛是良方。

6. 补阳还五汤

补阳还五赤芍芎，归尾通经佐地龙，
四两黄芪为主药，血中瘀滞用桃红。

十、祛风之剂

1. 小续命汤

小续命汤桂附芎，麻黄参芍杏防风，
黄芩防己兼甘草，六经风中此方通。

2. 大秦艽汤

大秦艽汤羌独防，芎芷辛芩二地黄，
石膏归芍苓甘术，风邪散见可通尝。

3. 三生饮

三生饮用乌附星，三皆生用木香听，
加参对半扶元气，卒中痰迷服此灵。

4. 地黄饮子

地黄饮子山茱斛，麦味菖蒲远志茯，
苁蓉桂附巴戟天，少入薄荷姜枣服，
喑厥风痱能治之，虚阳归肾阴精足。

5. 独活汤

独活汤中羌独防，芎归辛桂参夏菖，
茯神远志白薇草，瘛疭昏愦力能匡。

6. 顺风匀气散

顺风匀气术乌沉，白芷天麻苏叶参，
木瓜甘草青皮合，㖞僻偏枯口舌喑。

7. 上中下通用痛风方

黄柏苍术天南星，桂枝防己及威灵，
桃仁红花龙胆草，羌芷川芎神曲停，
痛风湿热与痰血，上中下通用之听。

8. 独活寄生汤

独活寄生艽防辛，芎归地芍桂苓均，
杜仲牛膝人参草，冷风顽痹屈能伸，
若去寄生加芪续，汤名三痹古方珍。

9. 消风散

消风散内羌防荆，芎朴参苓陈草并，
僵蚕蝉蜕藿香入，为末茶调或酒行。
头痛目昏项背急，顽麻瘾疹服之清。

10. 川芎茶调散

川芎茶调散荆防，辛芷薄荷甘草羌，
目昏鼻塞风攻上，正偏头痛悉能康，
方内若加僵蚕菊，菊花茶调用亦臧。

11. 清空膏

清空芎草柴芩连，羌防升之入顶巅，
为末茶调如膏服，正偏头痛一时蠲。

12. 人参荆芥散

人参荆芥散熟地，防风柴枳芎归比，
酸枣鳖羚桂术甘，血风劳作风虚治。

增　辑

1. 资寿解语汤

资寿解语汤用羌，专需竹沥佐生姜，
防风桂附羚羊角，酸枣麻甘十味详。

2. 小活络丹

小活络丹用二乌，地龙乳没胆星俱，
中风手足皆麻木，痰湿流连一服驱，
大活络丹多味益，恶风大症此方需。

3. 羚角钩藤汤

俞氏羚羊钩藤汤，桑叶菊花鲜地黄，
芍草茯苓川贝茹，凉肝增液定风方。

4. 镇肝熄风汤

张氏镇肝熄风汤，龙牡龟牛制亢阳，
代赭天冬元芍草，茵陈川楝麦芽襄，
痰多加用胆星好，尺脉虚浮萸地匡，
加入石膏清里热，便溏龟赭易脂良。

十一、祛寒之剂

1. 理中汤

理中汤主理中乡，甘草人参术黑姜，
呕利腹痛阴寒盛，或加附子总回阳。

2. 真武汤

真武汤壮肾中阳，茯苓术芍附生姜，
少阴腹痛有水气，悸眩瞤惕保安康。

3. 四逆汤

四逆汤中姜附草，三阴厥逆太阳沉，
或益姜葱参芍桔，通阳复脉力能任。

4. 白通加猪胆汁汤

白通加尿猪胆汁，干姜附子兼葱白，
热因寒用妙义深，阴盛格阳厥无脉。

5. 吴茱萸汤

吴茱萸汤人参枣，重用生姜温胃好，
阳明寒呕少阴利，厥阴头痛皆能保。

6. 益元汤

益元艾附与干姜，麦味知连参草将，
姜枣葱煎入童便，内寒外热名戴阳。

7. 回阳救急汤

回阳救急用六君，桂附干姜五味群，
加麝三厘或胆汁，三阴寒厥见奇勋。

8. 四神丸

四神故纸吴茱萸，肉蔻五味四般须，
大枣百枚姜八两，五更肾泻火衰扶。

9. 厚朴温中汤

厚朴温中陈草苓，干姜草蔻木香停，
煎服加姜治腹痛，虚寒胀满用皆灵。

10. 导气汤

寒疝痛用导气汤，川楝茴苗与木香。
吴茱萸以长流水，散寒通气和小肠。

11. 疝气汤

疝气方用荔枝核，栀子山楂枳壳益，
再入吴茱入厥阴，长流水煎疝痛释。

12. 橘核丸

橘核丸中川楝桂，朴实延胡藻带昆，
桃仁二木酒糊合，癞疝痛顽盐酒吞。

增　辑

1. 参附汤

参附汤疗汗自流，肾阳脱汗此方求，
卫阳不固须芪附，郁遏脾阳术附投。

2. 天台乌药散

天台乌药木茴香，川楝槟榔巴豆姜，
再用青皮为细末，一钱酒下痛疝尝。

3. 黑锡丹

黑锡丹能镇肾寒，硫黄入锡结成团，
胡芦故纸茴沉木，桂附金铃肉蔻丸。

4. 半硫丸

半硫半夏与硫黄，虚冷下元便秘尝，
金液丹中硫一味，沉寒厥逆亦兴阳。

5. 浆水散

浆水散中用地浆，干姜附桂与良姜，
再加甘草同半夏，吐泻身凉立转阳。

6. 来复丹

来复丹用玄精石，硝石硫黄橘红着，
青皮灵脂复元阳，上盛下虚可镇宅。

十二、祛暑之剂

1. 三物香薷饮

三物香薷豆朴先，若云热盛加黄连，
或加苓草名五物，利湿祛湿木瓜宣，
再加参芪与陈术，兼治内伤十味全，
二香合入香苏饮，仍有藿薷香葛传。

2. 清暑益气汤

清暑益气参草芪，当归麦味青陈皮，
曲柏葛根苍白术，升麻泽泻姜枣随。

3. 缩脾饮

缩脾饮用清暑气，砂仁草果乌梅暨，
甘草葛根扁豆加，吐泻烦渴温脾胃，
古人治暑多用温，暑为阴证此所谓，
大顺杏仁姜桂甘，散寒燥湿斯为贵。

4. 生脉散

生脉麦味与人参，保肺清心治暑淫，
气少汗多兼口渴，病危脉绝急煎斟。

5. 六一散

六一滑石同甘草，解肌行水兼清燥，
统治表里及三焦，热渴暑烦泻痢保，
益元碧玉与鸡苏，砂黛薄荷加之好。

十三、利湿之剂

1. 五苓散

五苓散治太阳腑，白术泽泻猪茯苓，

膀胱化气添官桂，利便消暑烦渴清，
除桂名为四苓散，无寒但渴服之灵，
猪苓汤除桂与术，加入阿胶滑石停，
此为和湿兼泻热，疸黄便闭渴呕宁。

2. 小半夏加茯苓汤

小半夏加茯苓汤，行水散痞有生姜，
加桂除夏治悸厥，茯苓甘草汤名彰。

3. 肾着汤

肾着汤内用干姜，茯苓甘草白术襄，
伤湿身痛与腰冷，亦名甘姜苓术汤，
黄芪防己除姜茯，术甘姜枣共煎尝，
此治风水与诸湿，身重汗出服之良。

4. 舟车丸

舟车牵牛及大黄，遂戟芫花又木香，
青皮橘皮加轻粉，燥实阳水却相当。

5. 疏凿饮子

疏凿槟榔及商陆，苓皮大腹同椒目，
赤豆艽羌泻木通，煎益姜皮阳水服。

6. 实脾饮

实脾苓术与木瓜，甘草木香大腹加，
草蔻附姜兼厚朴，虚寒阴水效堪夸。

7. 五皮饮

五皮饮用五般皮，陈茯姜桑大腹奇，
或用五加易桑白，脾虚肤胀此方司。

8. 羌活胜湿汤

羌活胜湿羌独芎，甘蔓藁本与防风，
湿气在表头腰重，发汗升阳有异功，
风能胜湿升能降，不与行水渗湿同，
若除独活芎蔓草，除湿升麻苍术充。

9. 大橘皮汤

大橘皮汤治湿热，五苓六一二方缀，
陈皮木香槟榔增，能消水肿及泄泻。

10. 茵陈蒿汤

茵陈蒿汤治疸黄，阴阳寒热细推详，
阳黄大黄栀子入，阴黄附子与干姜，
亦有不用茵陈者，仲景柏皮栀子汤。

11. 八正散

八正木通与车前，萹蓄大黄滑石研，
草梢瞿麦兼栀子，煎加灯草痛淋蠲。

12. 萆薢分清饮

萆薢分清石菖蒲，草梢乌药益智俱，
或益茯苓盐煎服，通心固肾浊精驱，
缩泉益智同乌药，山药糊丸便数需。

13. 当归拈痛汤

当归拈痛羌防升，猪泽茵陈芩葛朋，
二术苦参知母草，疮疡湿热服皆应。

增　辑

1. 五淋散

五淋散用草栀仁，归芍茯苓亦共珍，
气化原由阴以育，调行水道妙通神。

2. 三仁汤

三仁杏蔻薏苡仁，朴夏白通滑竹伦，
水用甘澜扬百遍，湿温初起法堪遵。

3. 甘露消毒丹

甘露消毒蔻藿香，茵陈滑石木通菖，
芩翘贝母射干薄，暑疫湿温为末尝。

4. 鸡鸣散

鸡鸣散是绝妙方，苏叶茱萸桔梗姜，
瓜橘槟榔晨冷服，肿浮脚气效彰彰。

5. 中满分消汤

中满分消汤朴乌，归萸麻夏荜升胡，
香姜草果参芪泽，连柏苓青益智需，
丸用芩连砂朴实，夏陈知泽草姜俱，
二苓参术姜黄合，丸热汤寒治各殊。

6. 二妙丸

二妙丸中苍柏煎，若云三妙膝须添，
痿痹足疾堪多服，湿热全除病自痊。

十四、润燥之剂

1. 炙甘草汤

炙甘草汤参姜桂，麦冬生地大麻仁，
大枣阿胶加酒服，虚劳肺痿效如神。

2. 滋燥养营汤

滋燥养营两地黄，芩甘归芍及艽防，
爪枯肤燥兼风秘，火燥金伤血液亡。

3. 活血润燥生津饮

活血润燥生津饮，二冬熟地兼瓜蒌，
桃仁红花及归芍，利秘通幽善泽枯。

4. 韭汁牛乳饮

韭汁牛乳反胃滋，养营散瘀润肠奇，
五汁安中姜梨藕，三般加入用随宜。

5. 润肠丸

润肠丸用归尾羌，桃仁麻仁及大黄，
或加艽防皂角子，风秘血秘善通肠。

6. 通幽汤

通幽汤中二地俱，桃仁红花归草濡，
升麻升清以降浊，噎塞便秘此方需，
有加麻仁大黄者，当归润肠汤名殊。

7. 搜风顺气丸

搜风顺气大黄蒸，郁李麻仁山药增，
防独车前及槟枳，菟丝牛膝山茱仍，
中风风秘及气秘，肠风下血总堪凭。

8. 消渴方

消渴方中花粉连，藕汁地汁牛乳研，
或加姜蜜为膏服，泻火生津益血痊。

9. 白茯苓丸

白茯苓丸治肾消，花粉黄连萆薢调，
二参熟地覆盆子，石斛蛇床膍胵要。

10. 猪肾荠苨汤

猪肾荠苨参茯神，知芩葛草石膏因，
磁石天花同黑豆，强中消渴此方珍。

11. 地黄饮子

地黄饮子参芪草，二地二冬枇斛参，
泽泻枳实疏二腑，躁烦消渴血枯含。

12. 酥蜜膏酒

酥蜜膏酒用饴糖，二汁百部及生姜，
杏枣补脾兼润肺，声嘶气惫酒喝尝。

13. 清燥汤

清燥二术与黄芪，参苓连柏草陈皮，
猪泽升柴五味曲，麦冬归地痿方推。

增　辑

1. 沙参麦冬饮

沙参麦冬饮豆桑，玉竹甘花共合方，
秋燥耗伤肺胃液，苔光干咳此堪尝。

2. 清燥救肺汤

清燥救肺参草杷，石膏胶杏麦芝麻，
经霜收下干桑叶，解郁滋干效可夸。

3. 琼玉膏

琼玉膏中生地黄，参苓白蜜炼膏尝，
肺枯干咳虚劳症，金水相滋效倍彰。

4. 黄连阿胶汤

黄连阿胶鸡子黄，芍药黄芩合自良，
更有驻车归醋用，连胶姜炭痢阴伤。

5. 滋肾通关丸

滋肾通关桂柏知，溺癃不渴下焦医，
大补阴丸除肉桂，地龟猪髓合之宜。

6. 增液汤

增液汤中参地冬，鲜乌或入润肠通，
黄龙汤用大承气，甘桔参归妙不同。

十五、泻火之剂

1. 黄连解毒汤

黄连解毒汤四味，黄柏黄芩栀子备，
躁狂大热呕不眠，吐衄斑黄均可使，
若云三黄石膏汤，再加麻黄及淡豉，
此为伤寒温毒盛，三焦表里相兼治，
栀子金花加大黄，润肠泻热真堪倚。

2. 附子泻心汤

附子泻心用三黄，寒加热药以维阳，
痞乃热邪寒药治，恶寒加附治相当，
大黄附子汤同意，温药下之妙异常。

3. 半夏泻心汤

半夏泻心黄连芩，干姜甘草与人参，
大枣和之治虚痞，法在降阳而和阴。

4. 白虎汤

白虎汤用石膏偎，知母甘草粳米陪，
亦有加入人参者，躁烦热渴舌生苔。

5. 竹叶石膏汤

竹叶石膏汤人参，麦冬半夏竹叶灵，
甘草生姜兼粳米，暑烦热渴脉虚寻。

6. 升阳散火汤

升阳散火葛升麻，羌独防风参芍侪，
生炙二草加姜枣，阳经火郁发之佳。

7. 凉膈散

凉膈硝黄栀子翘，黄芩甘草薄荷饶，
竹叶蜜煎疗膈上，中焦燥实服之消。

8. 清心莲子饮

清心莲子石莲参，地骨柴胡赤茯苓，
芪草麦冬车前子，躁烦消渴及崩淋。

9. 甘露饮

甘露两地与茵陈，芩枳枇杷石斛伦，
甘草二冬平胃热，桂苓犀角可加均。

10. 清胃散

清胃散用升麻连，当归生地牡丹全，
或益石膏平胃热，口疮吐衄及牙宣。

11. 泻黄散

泻黄甘草与防风，石膏栀子藿香充，
炒香蜜酒调和服，胃热口疮并见功。

12. 钱乙泻黄散

钱乙泻黄升防芷，芩夏石斛同甘枳，
亦治胃热及口疮，火郁发之斯为美。

13. 泻白散

泻白桑皮地骨皮，甘草粳米四般宜，
参茯知芩皆可入，肺炎喘嗽此方施。

14. 泻青丸

泻青丸用龙胆栀，下行泻火大黄资，
羌防升上芎归润，火郁肝经用此宜。

15. 龙胆泻肝汤

龙胆泻肝栀芩柴，生地车前泽泻偕，
木通甘草当归合，肝经湿热力能排。

16. 当归龙荟丸

当归龙荟用四黄，龙胆芦荟木麝香，
黑栀青黛姜汤下，一切肝火尽能攘。

17. 左金丸

左金茱连六一丸，肝经火郁吐吞酸，
再加芍药名戊己，热泻热痢服之安，
连附六一治胃痛，寒因热用理一般。

18. 导赤散

导赤生地与木通，草梢竹叶四般攻，
口糜淋痛小肠火，引热同归小便中。

19. 清骨散

清骨散用银柴胡，胡连秦艽鳖甲符，
地骨青蒿知母草，骨蒸劳热保无虞。

20. 普济消毒饮

普济消毒芩连鼠，玄参甘桔板蓝根，
升柴马勃连翘陈，僵蚕薄荷为末咀，
或加人参及大黄，大头天行力能御。

21. 清震汤

清震汤治雷头风，升麻苍术两般充，
荷叶一枚升胃气，邪从上散不传中。

22. 桔梗汤

桔梗汤中用防己，桑皮贝母瓜蒌子，
甘枳当归薏杏仁，黄芪百合姜煎此，
肺痈吐脓或咽干，便秘大黄可加使。

23. 清咽太平丸

清咽太平薄荷芎，柿霜甘桔及防风，
犀角蜜丸治膈热，早间咳血颊常红。

24. 消斑青黛饮

消斑青黛栀连犀，知母玄参生地齐，
石膏柴胡人参草，便实参去大黄跻，
姜枣煎加一匙醋，阳邪里实此方稽。

25. 辛夷散

辛夷散里藁防风，白芷升麻与木通，
芎细甘草茶调服，鼻生息肉此方攻。

26. 苍耳散

苍耳散中用薄荷，辛夷白芷四般和，
葱茶调服疏肝肺，清升浊降鼻渊瘥。

27. 妙香散

妙香山药与参芪，甘桔二茯远志随，
少佐辰砂木香麝，惊悸郁结梦中遗。

增　辑

1. 紫雪散

紫雪犀羚牛朴硝，硝磁寒水滑和膏，
丁沉木麝升玄草，更用赤金法亦超。

2. 至宝丹

至宝朱砂麝息香，雄黄犀角与牛黄，
金银二箔兼龙脑，琥珀还同玳瑁良。

3. 万氏牛黄丸

万氏牛黄丸最精，芩连栀子郁砂并，
或加雄角珠冰麝，退热清心力更宏。

4. 玉女煎

玉女煎中地膝兼，石膏知母麦冬全，
阴虚胃火牙疼效，去膝地生温热痊。

5. 清瘟败毒散

清瘟败毒地连芩，丹石栀甘竹叶寻，
犀角玄翘知芍桔，瘟邪泻毒亦滋阴。

6. 化斑汤

化斑汤用石膏元，粳米甘犀知母存，
或入银丹大青地，温邪斑毒治神昏。

7. 神犀丹

神犀丹内用犀芩，元参菖蒲生地群，
豉粉银翘蓝紫草，温邪暑疫有奇勋。

8. 青蒿鳖甲汤

青蒿鳖甲知地丹，阴分伏热此方攀，
夜热早凉无汗者，从里达表服之安。

十六、除痰之剂

1. 二陈汤

二陈汤用半夏陈，益以茯苓甘草臣，
利气调中兼去湿，一切痰饮此方珍，
导痰汤内加星枳，顽痰胶固力能驯，
若加竹茹与枳实，汤名温胆可宁神，
润下丸仅陈皮草，利气祛痰妙绝伦。

2. 涤痰汤

涤痰汤用半夏星，甘草橘红参茯苓，
竹茹菖蒲兼枳实，痰迷舌强服之醒。

3. 青州白丸子

青州白丸星夏并，白附川乌俱用生，
晒露糊丸姜薄引，风痰瘫痪小儿惊。

4. 清气化痰丸

清气化痰星夏橘，杏仁枳实瓜蒌实，
芩苓姜汁为糊丸，气顺火消痰自失。

5. 顺气消食化痰丸

顺气消食化痰丸，青陈星夏菔苏攒，
曲麦山楂葛杏附，蒸饼为糊姜汁抟。

6. 礞石滚痰丸

滚痰丸用青礞石，大黄黄芩沉水香，
百病多因痰作祟，顽痰怪症力能匡。

7. 金沸草散

金沸草散前胡辛，半夏荆甘赤茯因，
煎加姜枣除痰嗽，肺感风寒头目颦，
局方不用细辛茯，加入麻黄赤芍均。

8. 半夏白术天麻汤

半夏白术天麻汤，参芪橘柏及干姜，
苓泻麦芽苍术曲，太阴痰厥头痛良。

9. 常山饮

常山饮中知贝取，乌梅草果槟榔聚，
姜枣酒水煎露之，劫痰截疟功堪诩。

10. 截疟七宝饮

截疟七宝常山果，槟榔朴草青陈伙，
水酒合煎露一宵，阳经实疟服之妥。

增　辑

1. 三子养亲汤

三子养亲痰火方，芥苏莱菔共煎汤，
外台别有茯苓饮，参术陈姜枳实尝。

2. 指迷茯苓丸

指迷茯苓丸最精，风化芒硝枳半并，
臂痛难移脾气阻，停痰伏饮有嘉名。

3. 紫金锭

紫金锭用麝朱雄，慈戟千金五倍同，
太乙玉枢名又别，祛痰逐秽及惊风。

4. 小陷胸汤

小陷胸汤连夏蒌，宽胸开结涤痰周，
邪深大陷胸汤治，甘遂硝黄一泻柔，
大陷胸丸加杏苈，项强柔痓病能休。

5. 十枣汤

十枣汤中遂戟花，强人伏饮效堪夸，
控涎丹用遂戟芥，葶苈大枣亦可嘉。

6. 千金苇茎汤

千金苇茎生薏仁，瓜瓣桃仁四味邻，
吐咳肺痈痰秽浊，凉营清气自生津。

7. 苓桂术甘汤

苓桂术甘痰饮尝，和之温药四般良，
雪羹定痛化痰热，海蜇荸荠共合方。

8. 金水六君煎

金水六君用二陈，再加熟地与归身，
别称神术丸苍术，大枣芝麻停饮珍。

9. 止嗽散

止嗽散中用白前，陈皮桔梗草荆添，
紫菀百部同蒸用，感冒咳嗽此方先。

十七、收涩之剂

1. 金锁固精丸

金锁固精芡莲须，龙骨蒺藜牡蛎需，
莲粉糊丸盐酒下，涩精秘气滑遗无。

2. 茯菟丸

茯菟丸疗精滑脱，菟苓五味石莲末，
酒煮山药为糊丸，亦治强中及消渴。

3. 治浊固本丸

治浊固本莲蕊须，砂仁连柏二苓俱，
益智半夏同甘草，清热利湿固兼驱。

4. 诃子散

诃子散用治寒泻，炮姜粟壳橘红也，
河间木香诃草连，仍用术芍煎汤下，
二者药异治略同，亦主脱肛便血者。

5. 桑螵蛸散

桑螵蛸散治便数，参茯龙骨同龟壳，
草蒲远志及当归，补肾宁心健忘觉。

6. 真人养脏汤

真人养脏诃粟壳，肉蔻当归桂木香，
术芍参甘为涩剂，脱肛久痢早煎尝。

7. 当归六黄汤

当归六黄治汗出，芪柏芩连生熟地，
泻火固表复滋阴，加麻黄根功更异，
或云此药太苦寒，胃弱气虚在所忌。

8. 柏子仁丸

柏子仁丸人参术，麦麸牡蛎麻黄根，
再加半夏五味子，阴虚盗汗枣丸吞。

9. 牡蛎散

阳虚自汗牡蛎散，黄芪浮麦麻黄根，
扑法芎藁牡蛎粉，或将龙骨牡蛎扪。

增　辑

1. 桃花汤

桃花汤用石脂宜，粳米干姜共用之，
为涩虚寒少阴利，热邪滞下切难施。

2. 威喜丸

威喜丸治血海寒，梦遗带浊服之安，
茯苓煮晒和黄蜡，每日空心嚼一丸。

3. 济生乌梅丸

济生乌梅与僵蚕，共末为丸好醋参，
便血淋漓颇难治，醋吞惟有此方堪。

4. 封髓丹

失精梦遗封髓丹，砂仁黄柏草和丸，
大封大固春常在，巧夺先天服自安。

十八、杀虫之剂

1. 乌梅丸

乌梅丸用细辛桂，人参附子椒姜继，
黄连黄柏及当归，温藏安蛔寒厥剂。

2. 化虫丸

化虫鹤虱及使君，槟榔芜荑苦楝群，
白矾胡粉糊丸服，肠胃诸虫永绝氛。

增　辑

集效丸

集效姜附与槟黄，芜荑诃鹤木香当，

雄槟丸内白矾入，虫啮攻疼均可尝。

十九、痈疡之剂

1. 真人活命饮

真人活命金银花，防芷归陈草节加，
贝母天花兼乳没，穿山角刺酒煎嘉，
一切痈疽能溃散，溃后忌服用毋差，
大黄便实可加使，铁器酸物勿沾牙。

2. 金银花酒

金银花酒加甘草，奇疡恶毒皆能保，
护膜须用蜡矾丸，二方均是疡科宝。

3. 托里十补散

托里十补参芪芎，归桂白芷及防风，
甘桔厚朴酒调服，痈疡脉弱赖之充。

4. 托里温中汤

托里温中姜附羌，茴木丁沉共四香，
陈皮益智兼甘草，寒疡内陷呕泻良。

5. 托里定痛汤

托里定痛四物兼，乳香没药桂心添，
再加蜜炒罂粟壳，溃疡虚痛去如拈。

6. 散肿溃坚汤

散肿溃坚知柏连，花粉黄芩龙胆宣，
升柴翘葛兼甘桔，归芍棱莪昆布全。

增　辑

1. 醒消丸

醒消乳没麝雄黄，专为大痈红肿尝，
每服三钱陈酒化，醉眠取汗是良方。

2. 小金丹

小金专主治阴疽，鳖麝乌龙灵乳储，
黑炭胶香归没药，阴疮流注乳癌除。

3. 梅花点舌丹

梅花点舌用三香，冰片硼珠朱二黄，
没药煎葶蟾血竭，一丸酒化此方良。

4. 保安万灵丹

万灵归术与三乌，辛草荆防芎活俱，
天斛雄麻全蝎共，阴疽鹤膝湿痹须。

5. 蟾酥丸

蟾酥丸用麝蜗牛，乳没朱雄轻粉俦，
铜绿二矾寒水石，疔疮发背乳痈瘳。

6. 一粒珠

一粒珠中犀甲冰，珍朱雄麝合之能，
痈疽发背无名毒，酒化一丸力自胜。

7. 六神丸

六神丸治烂喉痧，每服十丸效可夸，
珠粉腰黄冰片麝，牛黄还与蟾酥加。

8. 阳和汤

阳和汤法解寒凝，外症虚寒色属阴，
熟地鹿胶姜炭桂，麻黄白芥草相承。

二十、经产之剂

1. 妊娠六合汤

海藏妊娠六合汤，四物为君妙义长，
伤寒表虚地骨桂，表实细辛兼麻黄，
少阳柴胡黄芩入，阳明石膏知母藏，
小便不利加苓泻，不眠黄芩栀子良，
风湿防风与苍术，温毒发斑升翘长，
胎动血漏名胶艾，虚痞朴实颇相当，
脉沉寒厥亦桂附，便秘蓄血桃仁黄，
安胎养血先为主，余因各症细参详，
后人法此治经水，过多过少别温凉，
温六合汤加芩术，色黑后期连附商，
热六合汤栀连益，寒六合汤加附姜，
气六合汤加陈朴，风六合汤加艽羌，
此皆经产通用剂，说与时师好审量。

2. 胶艾汤

胶艾汤中四物先，阿胶艾叶甘草全，
妇人良方单胶艾，胎动血漏腹痛全，
胶艾四物加香附，方名妇宝调经专。

3. 当归散

当归散益妇人妊，术芍芎归及子芩，
安胎养血宜常服，产后胎前功效深。

4. 黑神散

黑神散中熟地黄，归芍甘草桂炮姜，
蒲黄黑豆童便酒，消瘀下胎痛逆忘。

5. 清魂散

清魂散用泽兰叶，人参甘草川芎协，
荆芥理血兼祛风，产中昏晕神魂贴。

6. 羚羊角散

羚羊角散杏薏仁，防独芎归又茯神，
酸枣木香和甘草，子痫风中可回春。

7. 当归生姜羊肉汤

当归生姜羊肉汤，产后腹痛蓐劳匡，
亦有加入参芪者，千金四物甘桂姜。

8. 达生散

达生紫苏大腹皮，参术甘陈归芍随，
再加葱叶黄杨脑，孕妇临盆先服之，
若将川芎易白术，紫苏饮子子悬宜。

9. 参术饮

妊娠转胞参术饮，芎芍当归熟地黄，
炙草陈皮兼半夏，气升胎举自如常。

10. 牡丹皮散

牡丹皮散延胡索，归尾桂心赤芍药，
牛膝棱莪酒水煎，气行瘀散血瘕削。

11. 固经丸

固经丸用龟板君，黄柏樗皮香附群，
黄芩芍药酒丸服，漏下崩中色黑殷。

12. 柏子仁丸

柏子仁丸熟地黄，牛膝续断泽兰芳，
卷柏加之通血脉，经枯血少肾肝匡。

增　辑

1. 交加散

交加散用姜地捣，二汁交拌各自妙，
姜不辛散地不寒，产后伏热此为宝。

2. 天仙藤散

天仙藤散治子气，香附陈甘乌药继，
再入木瓜苏叶姜，足浮喘闷此方贵。

3. 白术散

白术散中用四皮，姜陈苓腹五般奇，
妊娠水肿肢浮胀，子肿病名此可医。

4. 竹叶汤

竹叶汤能治子烦，人参芩麦茯苓存，
有痰竹沥宜加入，胆怯闷烦自断根。

5. 紫菀汤

紫菀汤方治子嗽，天冬甘桔杏桑会，
更加蜂蜜竹茹煎，孕妇咳逆此为最。

6. 失笑散

失笑蒲黄及五灵，晕平痛止积无停，
山楂二两便糖入，独圣功同更守经。

7. 如圣散

如圣乌梅棕炭姜，三般皆煅漏崩良，
升阳举经姜栀芍，加入补中益气尝。

8. 生化汤

生化汤宜产后尝，归芎桃草炮姜良，
倘因乳少猪蹄用，通草同煎亦妙方。

9. 保产无忧方

保产无忧芎芍归，荆羌芪朴菟丝依，
枳甘贝母姜蕲艾，功效称奇莫浪讥。

10. 泰山磐石饮

泰山磐石八珍全，去茯加芪芩断联，
再益砂仁及糯米，妇人胎动可安痊。

11. 抵当丸

抵当丸用桃仁黄，水蛭虻虫共合方，
蓄血胞宫少腹痛，破坚非此莫相当。

12. 安胎饮子

安胎饮子建莲先，青苎还同糯米煎，
神造汤中须蟹爪，阿胶生草保安全。

13. 固冲汤

固冲汤中芪术龙，牡蛎海蛸五倍同，
茜草山萸棕炭芍，益气止血治血崩。

附:(一)便用杂方

1. 望梅丸

望梅丸用盐梅肉,苏叶薄荷与柿霜,
茶末麦冬糖共捣,旅行赍服胜琼浆。

2. 骨灰固齿散

骨灰固齿猪羊骨,腊月腌成煅碾之,
骨能补骨咸补肾,坚牙健啖老尤奇。

3. 软脚散

软脚散中芎芷防,细辛四味碾如霜,
轻撒鞋中行远道,足无疱疮汗皆香。

附:(二)幼科

1. 回春散

回春丹用附雄黄,冰麝羌防蛇蝎襄,
朱贝竺黄天胆共,犀黄蚕草钩藤良。

2. 抱龙丸

抱龙星麝竺雄黄，加入辰砂痰热尝，
琥珀抱龙星草枳，苓怀参竺箔朱香，
牛黄抱龙星辰蝎，苓竺腰黄珀麝僵，
明眼三方凭选择，急惊风发保平康。

3. 肥儿丸

肥儿丸用术参甘，麦曲荟苓楂二连，
更合使君研细末，为丸儿服自安然，
验方别用内金朴，苓术青陈豆麦联，
槟曲蟾虫连楂合，砂仁加入积消痊。

4. 八珍糕

八珍糕与小儿宜，参术苓陈豆薏依，
怀药芡莲糯粳米，健脾益胃又何疑。

5. 保赤丹

保赤丹中巴豆霜，朱砂神曲胆星尝，
小儿急慢惊风发，每服三丸自不妨。

针灸经典歌赋

1. 百症赋(《针灸聚英》)

百症俞穴,再三用心。
囟会连于玉枕,头风疗以金针。
悬颅、颔厌之中,偏头痛止;
强间、丰隆之际,头痛难禁。
原夫面肿虚浮,须仗水沟、前顶;
耳聋气闭,全凭听会、翳风。
面上虫行有验,迎香可取;
耳中蝉噪有声,听会堪攻。
目眩兮支正、飞扬;
目黄兮阳纲、胆俞。
攀睛攻少泽、肝俞之所,
泪出刺临泣、头维之处。
目中漠漠,即寻攒竹、三间;
目觉䀮䀮,急取养老、天柱。
观其雀目肝气,睛明、行间而细推;
审他项强伤寒,温溜、期门而主之。
廉泉、中冲,舌下肿疼堪取;

天府、合谷，鼻中衄血宜追。
耳门、丝竹空，住牙疼于顷刻；
颊车、地仓穴，正口㖞于片时。
喉痛兮，液门、鱼际去疗；
转筋兮，金门、丘墟来医。
阳谷、侠溪，颌肿口噤并治；
少商、曲泽，血虚口渴同施。
通天去鼻内无闻之苦，
复溜祛舌干口燥之悲。
哑门、关冲，舌缓不语而要紧；
天鼎、间使，失音嗫嚅而休迟。
太冲泻唇㖞以速愈，
承浆泻牙疼而即移。
项强多恶风，束骨相连于天柱；
热病汗不出，大都更接于经渠。
且如两臂顽麻，少海就傍于三里；
半身不遂，阳陵远达于曲池。
建里、内关，扫尽胸中之苦闷；
听宫、脾俞，祛残心下之悲凄。
久知胁肋疼痛，气户、华盖有灵；
腹中肠鸣，下脘、陷谷能平。
胸胁支满何疗，章门、不容细寻；
膈疼饮蓄难禁，膻中、巨阙便针。
胸满更加噎塞，中府、意舍所行；

胸膈停留瘀血，肾俞、巨髎宜征。
胸满项强，神藏、璇玑已试；
背连腰痛，白环、委中曾经。
脊强兮，水道、筋缩；
目眴兮，颧髎、大迎。
痓病非颅息而不愈，
脐风须然谷而易醒。
委阳、天池，腋肿针而速散；
后溪、环跳，腿疼刺而即轻。
梦魇不宁，厉兑相偕于隐白；
发狂奔走，上脘同起于神门。
惊悸怔忡，取阳交、解溪勿误；
反张悲哭，仗天冲、大横须精。
癫疾必身柱本神之令，
发热仗少冲、曲池之津。
岁热时行，陶道复求肺俞理；
风痫常发，神道还须心俞宁。
湿寒湿热下髎定，
厥寒厥热涌泉清。
寒栗恶寒，二间疏通阴郄暗；
烦心呕吐，幽门开彻玉堂明。
行间、涌泉，主消渴之肾竭；
阴陵、水分，去水肿之脐盈。
痨瘵传尸，趋魄户、膏肓之路；

中邪霍乱，寻阴谷、三里之程。
治疸消黄，偕后溪、劳宫而看；
倦言嗜卧，往通里、大钟而明。
咳嗽连声，肺俞须迎天突穴；
小便赤涩，兑端独泻太阳经。
刺长强与承山，善主肠风新下血；
针三阴与气海，专司白浊久遗精。
且如肓俞、横骨，泻五淋之久积；
阴郄、后溪，治盗汗之多出。
脾虚谷以不消，脾俞、膀胱俞觅；
胃冷食而难化，魂门、胃俞堪责。
鼻痔必取龈交，瘿气须求浮白。
大敦、照海，患寒疝而善蠲；
五里、臂臑，生疬疮而能治。
至阴、屋翳，疗痒疾之疼多；
肩髃、阳溪，消瘾风之热极。
抑又论妇人经事改常，自有地机、血海；
女子少气漏血，不无交信、合阳。
带下产崩，冲门、气冲宜审；
月潮违限，天枢、水泉细详。
肩井乳痈而极效，
商丘痔瘤而最良。
脱肛趋百会、尾翳之所，
无子搜阴交、石关之乡。

中脘主乎积痢，
外丘收乎大肠。
寒疟兮，商阳、太溪验，
痃癖兮，冲门、血海强。
夫医乃人之司命，非志士而莫为；
针乃理之渊微，须至人之指教。
先究其病源，后攻其穴道，
随手见功，应针取效。
方知玄里之玄，始达妙中之妙，
此篇不尽，略举其要。

2. 玉龙歌(《扁鹊神应针灸玉龙经》)

扁鹊授我玉龙歌，玉龙一试绝沉疴。
玉龙之歌真罕得，流传千载无差讹。
我今歌此玉龙诀，玉龙一百二十穴。
医者行针殊妙绝，但恐时人自差别。
补泻分明指下施，金针一刺显明医。
伛者立伸偻者起，从此名扬天下知。
中风不语最难医，发际顶门穴要知，
更向百会明补泻，即时苏醒免灾危。
鼻流清涕名鼻渊，先泻后补疾可痊，
若是头风并眼痛，上星穴内刺无偏。
头风呕吐眼昏花，穴取神庭始不差，
孩子慢惊何可治，印堂刺入艾还加。

头项强痛难回顾，牙疼并作一般看，
先向承浆明补泻，后针风府即时安。
偏正头风痛难医，丝竹金针亦可施，
沿皮向后透率谷，一针两穴世间稀。
偏正头风有两般，有无痰饮细推观，
若然痰饮风池刺，倘无痰饮合谷安。
口眼㖞斜最可嗟，地仓妙穴连颊车，
㖞左泻右依师正，㖞右泻左莫令斜。
不闻香臭从何治？迎香两穴可堪攻，
先补后泻分明效，一针未出气先通。
耳聋气闭痛难言，须刺翳风穴始痊，
亦治项上生瘰疬，下针泻动即安然。
耳聋之症不闻声，痛痒蝉鸣不快情，
红肿生疮须用泻，宜从听会用针行。
偶尔失音言语难，哑门一穴两筋间，
若知浅针莫深刺，言语音和照旧安。
眉间疼痛苦难当，攒竹沿皮刺无妨，
若是眼昏皆可治，更针头维即安康。
两眼红肿痛难熬，怕日羞明心自焦，
只刺睛明鱼尾穴，太阳出血自然消。
眼痛忽然血贯睛，羞明更涩最难睁，
须得太阳针出血，不用金刀疾自平。
心血炎上两眼红，迎香穴内刺为通，
若将毒血搐出后，目内清凉始见功。
强痛脊背泻人中，挫闪腰酸亦可攻，

更有委中之一穴，腰间诸疾任君攻。
肾弱腰疼不可当，施为行止甚非常，
若知肾俞二穴处，艾火频加体自康。
环跳能治腿股风，居髎二穴认真攻，
委中毒血更出尽，愈见医科神圣功。
膝腿无力身立难，原因风湿致伤残，
倘知二市穴能灸，步履悠然渐自安。
髋骨能医两腿疼，膝头红肿不能行，
必针膝眼膝关穴，攻效须臾病不生。
寒湿脚气不可熬，先针三里及阴交，
再将绝骨穴兼刺，肿痛登时立见消。
肿红腿足草鞋风，须把昆仑二穴攻，
申脉太溪如再刺，神医妙绝起疲癃。
脚背疼起丘墟穴，斜针出血即时轻，
解溪再与商丘识，补泻行针要辨明。
行步艰难疾转加，太冲二穴效堪夸，
更针三里中封穴，去病如同用手抓。
膝盖红肿鹤膝风，阳陵二穴亦堪攻，
阴陵针透尤收效，红肿全消见异功。
腕中无力痛艰难，握物难移体不安，
腕骨一针虽见效，莫将补泻等闲看。
急疼两臂气攻胸，肩井分明穴可攻，
此穴原来真气聚，补多泻少应其中。
肩背风气连臂疼，背缝二穴用针明，
五枢亦治腰间痛，得穴方知疾顿轻。

两肘拘挛筋骨连，艰难动作欠安然，
只将曲池针泻动，尺泽兼行见圣传。
肩端红肿痛难当，寒湿相争气血狂，
若向肩髃明补泻，管君多灸自安康。
筋急不开手难伸，尺泽从来要认真，
头面纵有诸样症，一针合谷效通神。
腹中气块痛难当，穴法宜向内关防，
八法有名阴维穴，腹中之疾永安康。
腹中疼痛亦难当，大陵外关可消详，
若是胁疼并闭结，支沟奇妙效非常。
脾家之症最可怜，有寒有热两相煎，
间使二穴针泻动，热泻寒补病俱痊。
九种心痛及脾疼，上脘穴内用神针，
若还脾败中脘补，两针神效免灾侵。
痔瘘之疾亦可憎，表里急重最难禁，
或痛或痒或下血，二白穴在掌后寻。
三焦热气壅上焦，口苦舌干岂易调，
针刺关冲出毒血，口生津液病俱消。
手臂红肿连腕疼，液门穴内用针明，
更将一穴名中渚，多泻中间疾自轻。
中风之症症非轻，中冲二穴可安宁，
先补后泻如无应，再刺人中立便轻。
胆寒心虚病如何？少冲二穴功最多，
刺入三分不着艾，金针用后自平和。
时行疟疾最难禁，穴法由来未审明，

若把后溪穴寻得，多加艾火即时轻。
牙疼阵阵苦相煎，穴在二间要得传，
若患翻胃并吐食，中魁奇穴莫教偏。
乳蛾之症少人医，必用金针疾始除，
如若少商出血后，即时安稳免灾危。
如今瘾疹疾多般，好手医人治亦难，
天井二穴多着艾，纵生瘰疬灸皆安。
寒痰咳嗽更兼风，列缺二穴最可攻，
先把太渊一穴泻，多加艾火即收功。
痴呆之症不堪亲，不识尊卑枉骂人，
神门独治痴呆病，转手骨开得穴真。
连日虚烦面赤妆，心中惊悸亦难当，
若须通里穴寻得，一用金针体便康。
风眩目烂最堪怜，泪出汪汪不可言，
大小骨空皆妙穴，多加艾火疾应痊。
妇人吹乳痛难消，吐血风痰稠似胶，
少泽穴内明补泻，应时神效气能调。
满身发热痛为虚，盗汗淋淋渐损躯，
须得百劳椎骨穴，金针一刺疾俱除。
忽然咳嗽腰背疼，身柱由来灸便轻，
至阳亦治黄疸病，先补后泻效分明。
肾败腰虚小便频，夜间起止苦劳神，
命门若得金针助，肾俞艾灸起邅迍。
九般痔瘘最伤人，必刺承山效若神，
更有长强一穴是，呻吟大痛穴为真。

伤风不解嗽频频，久不医时劳便成，
咳嗽须针肺俞穴，痰多宜向丰隆寻。
膏肓二穴治病强，此穴原来难度量，
斯穴禁针多着艾，二十一壮亦无妨。
腠理不密咳嗽频，鼻流清涕气昏沉，
须知喷嚏风门穴，咳嗽宜加艾火深。
胆寒尤是怕惊心，遗精白浊实难禁，
夜梦鬼交心俞治，白环俞治一般针。
肝家血少目昏花，宜补肝俞力便加，
更把三里频泻动，还光益血自无差。
脾家之症有多般，致成翻胃吐食难，
黄疸亦须寻腕骨，金针必定夺中脘。
无汗伤寒泻复溜，汗多宜将合谷收，
若然六脉皆微细，金针一补脉还浮。
大便闭结不能通，照海分明在足中，
更把支沟来泻动，方知妙穴有神功。
小腹胀满气攻心，内庭二穴要先针，
两足有水临泣泻，无水方能病不侵。
七般疝气取大敦，穴法由来指侧间，
诸经俱载三毛处，不遇师传隔万山。
传尸劳病最难医，涌泉出血免灾危，
痰多须向丰隆泻，气喘丹田亦可施。
浑身疼痛疾非常，不定穴中细审详，
有筋有骨须浅刺，灼艾临时要度量。
劳宫穴在掌中寻，满手生疮痛不禁，

心胸之病大陵泻，气攻胸腹一般针。
哮喘之症最难当，夜间不睡气遑遑，
天突妙穴宜寻得，膻中着艾便安康。
鸠尾独治五般痫，此穴须当仔细观，
若然着艾宜七壮，多则伤人针亦难。
气喘急急不可眠，何当日夜苦忧煎，
若得璇玑针泻动，更取气海自安然。
肾强疝气发甚频，气上攻心似死人，
关元兼刺大敦穴，此法亲传始得真。
水病之疾最难熬，腹满虚胀不肯消，
先灸水分并水道，后针三里及阴交。
肾气冲心得几时，须用金针疾自除，
若得关元并带脉，四海谁不仰明医。
赤白妇人带下难，只因虚败不能安，
中极补多宜泻少，灼艾还须着意看。
吼喘之症嗽痰多，若用金针疾自和，
俞府乳根一样刺，气喘风痰渐渐磨。
伤寒过经犹未解，须向期门穴上针，
忽然气喘攻胸膈，三里泻多须用心。
脾泄之症别无他，天枢二穴刺休差，
此是五脏脾虚疾，艾火多添病不加。
口臭之疾最可憎，劳心只为苦多情，
大陵穴内人中泻，心得清凉气自平。
穴法深浅在指中，治病须臾显妙功，
劝君要治诸般疾，何不当初记玉龙。

3. 玉龙赋(《针灸聚英》)

夫参博以为要,辑简而舍繁,
总玉龙以成赋,信金针以获安。
原夫卒暴中风,囟门、百会;
脚气连延,里绝、三交。
头风鼻渊,上星可用;
耳聋腮肿,听会偏高。
攒竹、头维,治目疼头痛;
乳根、俞府,疗气嗽痰哮。
风市、阴市,驱腿脚之乏力;
阴陵、阳陵,除膝肿之难熬。
二白医痔瘘,间使剿疟疾。
大敦去疝气,膏肓补虚劳。
天井治瘰疬瘾疹,神门治呆痴笑咷。
咳嗽风痰,太渊、列缺宜刺;
尪羸喘促,璇玑、气海当知。
期门、大敦,能治坚痃疝气;
劳宫、大陵,可疗心闷疮痍。
心悸虚烦刺三里,时疫痎疟寻后溪。
绝骨、三里、阴交,脚气宜此;
睛明、太阳、鱼尾,目症凭兹。
老者便多,命门兼肾俞而着艾;
妇人乳肿,少泽与太阳之可推。

身柱蠲嗽，能除膂痛；
至阳却疸，善治神疲。
长强、承山，灸痔最妙；
丰隆、肺俞，痰嗽称奇。
风门主伤冒寒邪之嗽，
天枢理感患脾泄之危。
风池、绝骨，而疗乎伛偻；
人中、曲池，可治其痿伛。
期门刺伤寒未解，经不再传；
鸠尾针癫痫已发，慎其妄施。
阴交、水分、三里，蛊胀宜刺；
商丘、解溪、丘墟，脚痛堪追。
尺泽理筋急之不用，腕骨疗手腕之难移。
肩脊痛兮，五枢兼于背缝；
肘挛痛兮，尺泽合于曲池。
风湿传于两肩，肩髃可疗；
壅热盛乎三焦，关冲最宜。
手臂红肿，中渚、液门要辨；
脾虚黄疸，腕骨、中脘何疑。
伤寒无汗，攻复溜宜泻；
伤寒有汗，取合谷当随。
欲调饱满之气逆，三里可胜；
要起六脉之沉匿，复溜称神。
照海、支沟，通大便之秘；

内庭、临泣，理小腹之䐜。
天突、膻中医喘嗽，地仓、颊车疗口㖞。
迎香攻鼻窒为最，肩井除臂痛如拿。
二间治牙疼，中魁理翻胃而即愈；
百劳止虚汗，通里疗心惊而即瘥。
大小骨空，治眼烂能止冷泪；
左右太阳，医目疼善除血翳。
心俞、肾俞，治腰肾虚乏之梦遗；
人中、委中，除腰脊痛闷之难制。
太溪、昆仑、申脉，最疗足肿之迍；
涌泉、关元、丰隆，为治尸劳之例。
印堂治其惊搐，神庭理乎头风。
大陵、人中频泻，口气全除；
带脉、关元多灸，肾败堪攻。
腿脚重疼，针髋骨、膝关、膝眼；
行步艰楚，刺三里、中封、太冲。
取内关与照海，医腹疾之块，
搐迎香于鼻内，消眼热之红。
肚痛秘结，大陵合外关与支沟；
腿风湿痛，居髎兼环跳与委中。
上脘中脘，治九种之心痛；
赤带白带，求中极之异同。
又若心虚热壅，少冲明于济夺；
目昏血溢，肝俞辨其实虚。

当心传之玄要,究手法之疾徐。
或值挫闪疼痛之不定,此为难拟定穴之可祛。
辑管见以便诵读,幸高明而无哂诸。

4. 胜玉歌(《针灸大成》)

胜玉歌兮不虚言,此是杨家真秘传。
或针或灸依法语,补泻迎随随手捻。
头痛眩晕百会好,心疼脾痛上脘先。
后溪鸠尾及神门,治疗五痫立便痊。
髀疼要针肩井穴,耳闭听会莫迟延。
胃冷下脘却为良,眼痛须觅清冷渊。
霍乱心疼吐痰涎,巨阙着艾便安然。
髀疼背痛中渚泻,头风眼痛上星专。
头项强急承浆保,牙腮疼紧大迎全。
行间可治膝肿病,尺泽能医筋拘挛。
若人行步苦艰难,中封太冲针便痊,
脚背痛时商丘刺,瘰疬少海天井边。
筋疼闭结支沟穴,颔肿喉闭少商前。
脾心痛急寻公孙,委中驱疗脚风缠。
泻却人中及颊车,治疗中风口吐沫。
五疟寒多热更多,间使大杼真妙穴。
经年或变劳怯者,痞满脐旁章门决。
噎气吞酸食不投,膻中七壮除膈热。
目内红痛苦皱眉,丝竹攒竹亦堪医。

若是痰涎并咳嗽，治却须当灸肺俞。
更有天突与筋缩，小儿吼闭自然疏。
两手酸痛难执物，曲池合谷共肩髃，
臂疼背痛针三里，头风头痛灸风池，
肠鸣大便时泄泻，脐旁两寸灸天枢，
诸般气症从何治，气海针之灸亦宜，
小肠气痛归来治，腰痛中空穴最奇。
腿股转酸难移步，妙穴说与后人知，
环跳风市及阴市，泻却金针病自除。
热疮臁内年年发，血海寻来可治之。
两膝无端肿如斗，膝眼三里艾当施。
两股转筋承山刺，脚气复溜不须疑。
踝跟骨痛灸昆仑，更有绝骨共丘墟。
灸罢大敦除疝气，阴交针入下胎衣。
遗精白浊心俞治，心热口臭大陵驱。
腹胀水分多得力，黄疸至阳便能离。
肝血盛兮肝俞泻，痔疾肠风长强欺。
肾败腰疼小便频，督脉两旁肾俞除。
六十六穴施应验，故成歌诀显针奇。

5. 通玄指要赋(《针经指南》)

必欲治病，莫如用针。
巧运神机之妙，工开圣理之深。
外取砭针，能蠲邪而扶正，

中含水火，善回阳而倒阴。
原夫络别支殊，经交错综，
或沟池溪谷以歧异，或山海丘陵而隙共。
斯流派以难揆，在条纲而有统。
理繁而昧，纵补泻以何功？
法捷而明，自迎随而得用。
且如行步难移，太冲最奇。
人中除脊膂之强痛，
神门去心性之呆痴。
风伤项急，始求于风府，
头晕目眩，要觅于风池。
耳闭须听会而治也，
眼痛则合谷以推之。
胸结身黄，取涌泉而即可，
脑昏目赤，泻攒竹以偏宜。
但见两肘之拘挛，仗曲池而平扫；
四肢之懈惰，凭照海以消除。
牙齿痛，吕细堪治，头项强，承浆可保。
太白宣通于气冲，阴陵开通于水道。
腹膨而胀，夺内庭以休迟，
筋转而疼，泻承山而在早。
大抵脚腕痛，昆仑解愈；
股膝疼，阴市能医。
痫发癫狂兮，凭后溪而疗理；

疟生寒热兮，仗间使以扶持。
期门罢胸满，血膨而可已，
劳宫退胃翻，心痛亦何疑！
稽夫大敦去七疝之偏坠，王公谓此；
三里却五劳之羸瘦，华佗言斯。
固知腕骨祛黄，然骨泻肾。
行间治膝肿目疾，尺泽去肘疼筋紧。
目昏不见，二间宜取；
鼻窒无闻，迎香可引。
肩井除两臂难任，丝竹疗头疼不忍。
咳嗽寒痰，列缺堪治；
眵䁾冷泪，临泣尤准。
髋骨将腿痛以祛残，
肾俞把腰疼而泻尽。
以见越人治尸厥于维会，随手而苏，
文伯泻死胎于阴交，应针而陨。
圣人于是察麻与痛，分实与虚。
实则自外而入也，虚则自内而出欤。
以故济母而裨其不足，夺子而平其有余。
观二十七之经络，一一明辨，
据四百四之疾证，件件皆除。
故得夭枉都无，跻斯民于寿域，
几微已判，彰往古之玄书。
抑又闻心胸病，求掌后之大陵；

肩背患，责肘前之三里。
冷痹肾败，取足阳明之土；
连脐腹痛，泻足少阴之水。
脊间心后者，针中渚而立痊；
胁下肋边者，刺阳陵而即止。
头项痛，拟后溪以安然；
腰背疼，在委中而已矣。
夫用针之士，于此理苟能明焉，
收祛邪之功，而在乎捻指。

6. 肘后歌(《针灸聚英》)

头面之疾针至阴，腿脚有疾风府寻。
心胸有病少府泻，脐腹有病曲泉针。
肩背诸疾中渚下，腰膝强痛交信凭。
胁肋腿痛后溪妙，股膝肿起泻太冲。
阴核发来如升大，百会妙穴真可骇。
顶心头痛眼不开，涌泉下针定安泰。
鹤膝肿劳难移步，尺泽能舒筋骨疼，
更有一穴曲池妙，根寻源流可调停。
其患若要便安愈，加以风府可用针。
更有手臂拘挛急，尺泽刺深去不仁。
腰背若患挛急风，曲池一寸五分攻。
五痔原因热血作，承山须下病无踪。
哮喘发来寝不得，丰隆刺入三分深。

狂言盗汗如见鬼，惺惺间使便下针。
骨寒髓冷火来烧，灵道妙穴分明记。
疟疾寒热真可畏，须知虚实可用意，
间使宜透支沟中，大椎七壮合圣治。
连日频频发不休，金门刺深七分是。
疟疾三日得一发，先寒后热无他语，
寒多热少取复溜，热多寒少用间使。
或患伤寒热未收，牙关风壅药难投，
项强反张目直视，金针用意列缺求。
伤寒四肢厥逆冷，脉气无时仔细寻，
神奇妙穴真有之，复溜半寸顺骨行。
四肢回还脉气浮，须晓阴阳倒换求，
寒则须补绝骨是，热则绝骨泻无忧，
脉若浮洪当泻解，沉细之时补便瘳。
百合伤寒最难医，妙法神针用意推，
口噤眼合药不下，合谷一针效甚奇。
狐惑伤寒满口疮，须下黄连犀角汤，
虫在脏腑食肌肉，须要神针刺地仓。
伤寒腹痛虫寻食，吐蛔乌梅可难攻，
十日九日必定死，中脘回还胃气通。
伤寒痞气结胸中，两目昏黄汗不通，
涌泉妙穴三分许，速使周身汗自通。
伤寒痞结胁积痛，宜用期门见深功，
当汗不汗合谷泻，自汗发黄复溜凭。
飞虎一穴通痞气，祛风引气使安宁。

刚柔二痉最乖张，口噤眼合面红妆，
热血流入心肺腑，须要金针刺少商。
中满如何去得根，阴包如刺效如神，
不论老幼依法用，须教患者便抬身。
打扑伤损破伤风，先于痛处下针攻，
后向承山立作效，甄权留下意无穷。
腰腿疼痛十年春，应针不了便惺惺，
大都引气探根本，服药寻方枉费金。
脚膝经年痛不休，内外踝边用意求，
穴号昆仑并吕细，应时消散即时瘳。
风痹痿厥如何治？大杼曲泉真是妙，
两足两胁满难伸，飞虎神针七分到，
腰软如何去得根，神妙委中立见效。

7. 席弘赋(《针灸大全》)

凡欲行针须审穴，要明补泻迎随诀。
胸背左右不相同，呼吸阴阳男女别。
气刺两乳求太渊，未应之时泻列缺。
列缺头痛及偏正，重泻太渊无不应。
耳聋气痞听会针，迎香穴泻功如神。
谁知天突治喉风，虚喘须寻三里中。
手连肩脊痛难忍，合谷针时要太冲。
曲池两手不如意，合谷下针宜仔细。
心疼手颤少海间，若要除根觅阴市。

但患伤寒两耳聋，金门听会疾如风。
五般肘痛寻尺泽，太渊针后却收功。
手足上下针三里，食癖气块凭此取。
鸠尾能治五般痫，若下涌泉人不死。
胃中有积刺璇玑，三里功多人不知。
阴陵泉治心胸满，针到承山饮食思。
大杼若连长强寻，小肠气痛即行针。
委中专治腰间痛，脚膝肿时寻至阴。
气滞腰疼不能立，横骨大都宜救急。
气海专能治五淋，更针三里寻呼吸。
期门穴主伤寒患，六日过经犹未汗。
但向乳根二肋间，又治妇人生产难。
耳内蝉鸣腰欲折，膝下明存三里穴，
若能补泻五会间，且莫向人容易说。
睛明治眼未效时，合谷光明安可缺。
人中治癫功最高，十三鬼穴不须饶，
水肿水分兼气海，皮内随针气自消。
冷嗽先宜补合谷，却须针泻三阴交。
牙齿肿痛并咽痹，二间阳溪疾怎逃。
更有三间肾俞妙，善除肩背消风劳。
若针肩井须三里，不刺之时气未调。
最是阳陵泉一穴，膝间疼痛用针烧。
委中腰痛脚挛急，取得其经血自调。
脚痛膝肿针三里，悬钟二陵三阴交。
更向太冲须引气，指头麻木自轻飘。

转筋目眩针鱼腹，承山昆仑立便消。
肚疼须是公孙妙，内关相应必然瘳。
冷风冷痹疾难愈，环跳腰俞针与烧。
风府风池寻得到，伤寒百病一时消。
阳明二日寻风府，呕吐还须上脘疗。
妇人心痛心俞穴，男子痃癖三里高。
小便不禁关元好，大便闭涩大敦烧。
髋骨腿疼三里泻，复溜气滞便离腰。
从来风府最难针，却用工夫度浅深，
倘若膀胱气未散，更宜三里穴中寻。
若是七疝小腹痛，照海阴交曲泉针，
又不应时求气海，关元同泻效如神。
小腹气撮痛连脐，速泻阴交莫在迟，
良久涌泉针取气，此中玄妙少人知。
小儿脱肛患多时，先灸百会次鸠尾。
久患伤寒肩背痛，但针中渚得其宜。
肩上痛连脐不休，手中三里便须求，
下针麻重即须泻，得气之时不用留。
腰连膝肿急必大，便于三里攻其隘，
下针一泻三补之，气上攻噎只管住，
噎不住时气海灸，定泻一时立便瘥。
补自卯南转针高，泻从卯北莫辞劳，
逼针泻气便须吸，若补随呼气自调。
左右捻针寻子午，抽针行气自迢迢，
用针补泻分明说，更有搜穷本与标。

咽喉最急先百会，太冲照海及阴交。
学者潜心宜熟读，席弘治病最名高。